アロマテラピー検定
公式問題集

1級・2級
2020年6月 改訂版

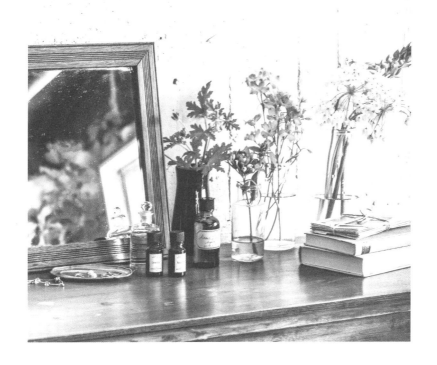

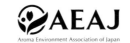
Aroma Environment Association of Japan

公益社団法人 日本アロマ環境協会

本書の使い方

本書は、公益社団法人 日本アロマ環境協会（AEAJ）が主催する、アロマテラピー検定試験の公式問題集です。本書をご利用になるにあたり、以下にご留意ください。

・本問題集は『アロマテラピー検定 公式テキスト（2020年6月改訂版）』に対応しています。
・分野ごとの出題数や内容などは、必ずしも実際の試験と一致するものではありません。
・検定の詳細は、P94〜95をご覧ください。

アロマテラピー検定

2級

練習問題

[出題数：55問]

※練習問題には解答用紙（P92）をコピーしてご利用ください。
※香りテスト（問題54〜55）は実際の試験ではサンプルが配付されます。

2級 練習問題 ①

解答 » P80

1. 以下の写真の原料植物から得られ、古くからスキンケアに
   使われてきた精油を 1 つ選びなさい。

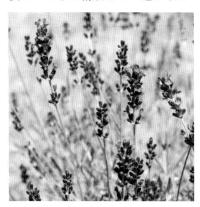

   A. ペパーミント
   B. ラベンダー
   C. スイートオレンジ
   D. ユーカリ

2. 清々しくクールなミント特有の香りが特徴の
   ペパーミント精油の原料植物の科名を 1 つ選びなさい。
   A. バラ科
   B. フトモモ科
   C. シソ科
   D. カンラン科

3. キャベジローズと呼ばれる原料植物から揮発性有機溶剤抽出法で得られる精油を 1 つ選びなさい。
   A. ローズオットー
   B. レモン
   C. ローズ（アブソリュート）
   D. ティートリー

4. 収れん作用や抗炎症作用があるとされ、古くからスキンケアに重用されてきた
   フランキンセンス精油について正しいものを 1 つ選びなさい。
   A. 原料植物は生育が早く、100ｍを超える大きさになるものもある。
   B. 水蒸気蒸留法により得られる。
   C. 抽出部位は花である。
   D. 原料植物はシソ科に属する。

5. 別名アマダイダイと呼ばれる植物の果皮から得られる精油を1つ選びなさい。

   A. スイートオレンジ
   B. ペパーミント
   C. ラベンダー
   D. フランキンセンス

6. 十字軍の兵士が持ち帰ったのがきっかけで、ヨーロッパへ広まったといわれている
   植物から圧搾法で得られる精油を1つ選びなさい。

   A. ローズマリー
   B. レモン
   C. ゼラニウム
   D. ローズオットー

7. 肌を清潔に保つ作用があるとして、スキントニックなどにも用いられる
   ローズマリー精油の主な抽出部位を1つ選びなさい。

   A. 果皮
   B. 果実
   C. 樹脂
   D. 葉

8. AEAJによるアロマテラピーの定義について、
   カッコにあてはまる語句の組み合わせで正しいものを1つ選びなさい。

   アロマテラピーは、植物から抽出した香り成分である
   「精油（エッセンシャルオイル）」を使って、美と健康に役立てていく（　①　）です。
   ＜アロマテラピーの目的＞
   ●心と身体のリラックスや（　②　）を促す
   ●心と身体の（　③　）を保ち、豊かな毎日を過ごす
   ●心と身体のバランスを整え、本来の美しさを引き出す

   A. ①ホリスティック　②リフレッシュ　③病気
   B. ①自然療法　　　　②健康　　　　　③病気
   C. ①自然療法　　　　②リフレッシュ　③健康
   D. ①ホリスティック　②自然療法　　　③健康

9. 精油の性質について誤ったものを 1 つ選びなさい。
   A. 芳香性がある。
   B. 引火性がある。
   C. 水溶性である。
   D. 親油性である。

10. 植物が香り成分により昆虫などの生物を遠ざけ、摂食されることを防ぐ効果として
    正しいものを 1 つ選びなさい。
    A. 誘引効果
    B. 抗菌効果
    C. 忌避効果
    D. 抗真菌効果

11. 精油の利尿作用として正しいものを 1 つ選びなさい。
    A. 細菌の増殖を抑える作用
    B. 胃腸の消化活動を活発にする作用
    C. 痛みをやわらげる作用
    D. 尿の排泄を促進する作用

12. オーストラリアの先住民族であるアボリジニの間でお茶として飲まれていた植物から得られる
    ティートリー精油の精油抽出法を 1 つ選びなさい。
    A. 水蒸気蒸留法
    B. 油脂吸着法
    C. 圧搾法
    D. 超臨界流体抽出法

13. オレンジ・ポマンダーの原料として知られるミカン科の植物から得られる精油を 1 つ選びなさい。
    A. ティートリー
    B. スイートオレンジ
    C. ペパーミント
    D. ラベンダー

14. 香料や皮膚コンディショニング剤として化粧品に用いられているゼラニウム精油について
    正しいものを 1 つ選びなさい。
    A. 水蒸気蒸留法により得られる。
    B. 学名は「コショウのような」という意味をもつ。
    C. 原料植物はバラ科に属する。
    D. 抽出部位は花である。

15. 低温で固まる性質をもつ精油を1つ選びなさい。

    A. ゼラニウム
    B. ローズオットー
    C. フランキンセンス
    D. ラベンダー

16. 別名セイヨウハッカと呼ばれる植物の葉から得られる精油を1つ選びなさい。

    A. レモン
    B. スイートオレンジ
    C. ローズ（アブソリュート）
    D. ペパーミント

17. フトモモ科の植物から得られ清涼感のある香りをもつ精油を1つ選びなさい。

    A. ローズオットー
    B. ゼラニウム
    C. ユーカリ
    D. ラベンダー

18. 「マリアのバラ」とも呼ばれる植物から得られる精油を1つ選びなさい。

    A. スイートオレンジ
    B. ラベンダー
    C. ローズマリー
    D. ティートリー

19. みずみずしくジューシーな甘い香りが特徴の
    スイートオレンジ精油について正しいものを1つ選びなさい。

    A. 原料植物はカンラン科に属する。
    B. 抽出部位は花である。
    C. 圧搾法により得られる。
    D. 低温で固まる性質をもつ。

20. 精油の収れん作用として正しいものを1つ選びなさい。

    A. 皮膚の潤いを保ち、乾燥を防ぐ作用
    B. 神経系の働きを鎮め、心と身体の働きをリラックスさせる作用
    C. ウイルスの増殖を抑える作用
    D. 皮膚を引き締める作用

21. 精油の抽出法としてよく用いられる方法である水蒸気蒸留法について
    正しいものを1つ選びなさい。

    A. 遠心法を用いる方法である。
    B. 近年開発された、主に二酸化炭素などの液化ガスを溶剤として用いる抽出法である。
    C. 蒸気の熱で植物に含まれる香り成分を揮発させる方法である。
    D. 原料植物の搾りかすなどの不純物が混ざる方法である。

22. 香りの試し方について適切でないものを1つ選びなさい。

    A. 精油ビンを振りながら精油を滴下する。
    B. 香りをゆっくりと嗅ぐ。
    C. ムエット（試香紙）を用いる。
    D. 鼻に直接精油がつかないようにする。

23. 精油の使い方について適切でないものを1つ選びなさい。

    A. 火気に注意する。
    B. 精油の原液は希釈して皮膚に使用する。
    C. うがいに使用する。
    D. 目に入らないよう注意する。

24. 果皮から得られ、精油成分にフロクマリン類が含まれているため
    光毒性に注意が必要な精油を1つ選びなさい。

    A. レモン
    B. ペパーミント
    C. ローズ（アブソリュート）
    D. ゼラニウム

25. 精油の保管容器として適切なものを1つ選びなさい。

    A. プラスチック容器
    B. 遮光性のガラス容器
    C. 洗面器
    D. ビーカー

26. 手作り化粧品の保存について適切でないものを1つ選びなさい。

    A. 湿度の高い場所で保管する。
    B. 冷暗所で保管する。
    C. 水が含まれるものはおよそ1〜2週間で使い切る。
    D. 植物油が中心のオイルやクリームは1カ月程度で使い切る。

27. 水性の素材に分類されるものを1つ選びなさい。

    A.　スイートアーモンド油
    B.　精製水
    C.　ミツロウ
    D.　クレイ

28. 保湿効果が高いホホバ油について誤ったものを1つ選びなさい。

    A.　種子から得られる。
    B.　植物ロウ（植物性ワックス）である。
    C.　低温で固まる性質をもつ。
    D.　青い色をしている。

29. 抗菌作用・保湿作用があり、クリームなどに用いられる
別名ビーワックスとも呼ばれる素材を1つ選びなさい。

    A.　重曹
    B.　ミツロウ
    C.　シアーバター
    D.　ハチミツ

30. アロマスプレーなどを作製する際に精油と水をなじみやすくするために
使用する素材を1つ選びなさい。

    A.　エタノール
    B.　シアーバター
    C.　クレイ
    D.　ミツロウ

31. シソ科の植物から得られ、学名は「洗う」や「青みがかった鉛色」に由来すると
いわれている精油を1つ選びなさい。

    A.　スイートオレンジ
    B.　ティートリー
    C.　ゼラニウム
    D.　ラベンダー

32. ややワックス感のあるかんきつの皮のような香りが特徴の
レモン精油の主な抽出部位を1つ選びなさい。

    A. 樹脂
    B. 果皮
    C. 花
    D. 葉

---

33. ユーカリプタスとも呼ばれるユーカリ精油の主な抽出部位を1つ選びなさい。

    A. 樹脂
    B. 花
    C. 葉
    D. 果皮

---

34. 別名ロサ・ケンティフォリアと呼ばれる植物から得られる
ローズ（アブソリュート）精油の原料植物の科名を1つ選びなさい。

    A. フウロソウ科
    B. バラ科
    C. フトモモ科
    D. シソ科

---

35. 学名はラテン語で「海のしずく」を意味するローズマリー精油の
原料植物の科名を1つ選びなさい。

    A. フトモモ科
    B. シソ科
    C. カンラン科
    D. バラ科

---

36. 幹の表面を傷つけて出る乳白色の樹脂から得られる精油を1つ選びなさい。

    A. ローズオットー
    B. フランキンセンス
    C. スイートオレンジ
    D. ティートリー

---

37. 葉から得られ、ライラックの花やライムを想起させる香りが特徴である精油を1つ選びなさい。

    A. ローズ（アブソリュート）
    B. レモン
    C. ティートリー
    D. スイートオレンジ

38. 原料植物の生産国としてブルガリアが有名な
ローズオットー精油について正しいものを1つ選びなさい。

    A．原料植物はシソ科に属する。
    B．光毒性がある。
    C．原料植物は『新約聖書』の中で、イエス・キリスト誕生の際に捧げられた。
    D．水蒸気蒸留法により得られる。

39. フウロソウ科の植物から得られ、ややローズ調のグリーン感のある
フローラルな香りが特徴である精油を1つ選びなさい。

    A．ローズ（アブソリュート）
    B．ティートリー
    C．ペパーミント
    D．ゼラニウム

40. 以下の写真の原料植物から得られ、
香料としてフレグランスに使われている精油を1つ選びなさい。

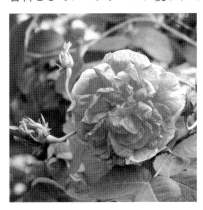

    A．ローズ（アブソリュート）
    B．フランキンセンス
    C．ゼラニウム
    D．ローズマリー

41. 足浴法について正しいものを1つ選びなさい。

    A．スパイス系精油は使用滴数を多めにする。
    B．足首まで湯に浸かる方法である。
    C．精油の滴数は香りの強さで調節しない。
    D．湯が冷めたら、足を入れたまま熱い湯をつぎ足す。

42. 蒸気とともに香りを吸い込む吸入法について誤ったものを1つ選びなさい。

    A．咳の出るときには行わない。
    B．長時間の吸入に注意する。
    C．ぜんそくの場合は行わない。
    D．目を開けて行う。

43. 20㎖の植物油に精油を加えて希釈濃度約0.5％のトリートメントオイルを作るために
    必要な精油の滴数を1つ選びなさい（精油1滴を0.05㎖とする）。
    A. 2滴
    B. 4滴
    C. 8滴
    D. 12滴

44. トリートメントオイルやクリームを作る際に使われる植物油に分類されるものを1つ選びなさい。
    A. グリセリン
    B. エタノール
    C. マカデミアナッツ油
    D. クレイ

45. 精油8滴を加えて濃度約1％のトリートメントオイルを作るために
    必要な植物油の量を1つ選びなさい（精油1滴を0.05㎖とする）。
    A. 10㎖
    B. 20㎖
    C. 30㎖
    D. 40㎖

46. 化粧水などに使われているグリセリンについて正しいものを選びなさい。
    A. 香り成分が含まれている。
    B. 炭酸水素ナトリウムとも呼ばれる。
    C. 保湿成分として使われる。
    D. アルコール度数が高い。

47. トリートメントオイルでケアする方法で、保湿、引き締めなどが期待できる
    アロマテラピーの利用法として最も適切なものを1つ選びなさい。
    A. トリートメント法
    B. 芳香浴法
    C. 湿布法
    D. 吸入法

48～50. 以下の文章を読み、それぞれの問いに答えなさい。

> あきさんは、最近アロマテラピーに興味をもち、勉強を始めたところです。週末は友人があきさんの家に遊びに来て、見たかった映画のDVDを一緒に鑑賞する予定です。友人にリラックスしてリビングで過ごしてもらいたいと考え、アロマテラピーを取り入れることにしました。芳香浴法でゼラニウム精油の香りを楽しもうと思い、準備を始めました。

48. このときの芳香浴法に適しているものを1つ選びなさい。

A. スチームとともに香りを拡散できる市販のディフューザーを用意し、精油を5滴使用する。
B. 腕に直接精油の原液を塗布し、香りを楽しむ。
C. 友人のために料理をしながら、火のそばでアロマスプレーを使用する。
D. 友人に出すお茶に精油を2滴入れ、お茶を飲みながら香りを楽しむ。

49. 当日、友人が遊びに来て芳香浴法を楽しむ際、あきさんは次のようにしました。
この中で、適切でないものを1つ選びなさい。

A. 友人のひとりのみのるさんがゼラニウム精油の香りが苦手だったので、
みのるさんが好きな香りの精油に変えた。
B. 芳香浴法では光毒性に注意が必要なため、レモン精油を避けた。
C. 同じ香りの中にいると香りを感じにくくなるため、
時々窓を開けて換気をするのを忘れないようにした。
D. 精油の酸化を防ぐため、使用した容器のフタをしっかり閉め、
直射日光が当たらない場所にしまった。

50. ローズゼラニウムと呼ばれる原料植物から得られる
ゼラニウム精油の主な抽出部位を1つ選びなさい。

A. 花
B. 果実
C. 果皮
D. 葉

51 〜 53.　　以下の文章を読み、それぞれの問いに答えなさい。

> みゆきさんは営業職として働いており、小学生の娘がいる母親でもあります。以前からアロマ
> テラピーをさまざまな場面で利用し楽しんでいます。仕事や家事に毎日忙しく、日常の疲れや
> ストレスがたまり、最近は寝つきがよくありません。全身が疲れており、手足の冷えも気にな
> っています。そのため就寝前の入浴中にリラックスできるよう、アロマバスを楽しむことにし
> ました。みゆきさんが好きなラベンダー精油とエタノールを混ぜ、それを天然塩と混ぜ合わせ、
> 湯をはった浴槽に入れ、精油の香りとともに入浴を楽しみました。

51.　みゆきさんがアロマバスを楽しむ際の素材として、どのような効果を期待して天然塩を選んだと
　　　考えられますか。あてはまるものを１つ選びなさい。

　　A．天然塩で血行を促し身体を温めるため。
　　B．天然塩で湯の温度を上げるため。
　　C．天然塩で皮膚を引き締めるため。
　　D．天然塩で皮膚に潤いを与えるため。

⎯⎯⎯

52.　全身浴法を行う際、みゆきさんは次のようにしました。この中で、適切なものを１つ選びなさい。

　　A．好きな香りであれば滴数はいくら増やしてもよいと考え、ラベンダー精油を50滴入れた。
　　B．精油は水によく溶けると考え、精油を入れてかき混ぜずに入浴した。
　　C．入浴したところ、皮膚に刺激を感じたためすぐに水で洗い流した。
　　D．長時間の沐浴は身体に負担がかからないと考え、数時間入浴した。

⎯⎯⎯

53.　みゆきさんが使用した、さわやかでフローラル感のある香りが特徴の
　　　ラベンダー精油の精油抽出法を１つ選びなさい。

　　A．水蒸気蒸留法
　　B．超臨界流体抽出法
　　C．油脂吸着法
　　D．圧搾法

⎯⎯⎯

54.　香りサンプル①の精油名を次の中から１つ選びなさい。

　　A．フランキンセンス
　　B．ローズマリー
　　C．ゼラニウム
　　D．レモン

⎯⎯⎯

55.　香りサンプル②の精油名を次の中から１つ選びなさい。

　　A．ラベンダー
　　B．スイートオレンジ
　　C．ペパーミント
　　D．ユーカリ

2級 練習問題 ②

解答 » P82

1. 以下の写真の原料植物から得られ、香料や皮膚コンディショニング剤として
化粧品に用いられている精油を1つ選びなさい。

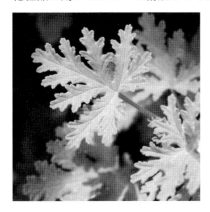

      A. レモン
      B. ローズオットー
      C. ゼラニウム
      D. ラベンダー

2. みずみずしくジューシーな甘い香りが特徴のスイートオレンジ精油の
主な抽出部位を1つ選びなさい。

    A. 花
    B. 果皮
    C. 葉
    D. 樹脂

3. バラ科の植物から得られ、香料としてフレグランスに使われている精油を1つ選びなさい。

    A. ローズ（アブソリュート）
    B. フランキンセンス
    C. ラベンダー
    D. スイートオレンジ

4. ローズゼラニウムと呼ばれる原料植物から得られる
ゼラニウム精油について正しいものを1つ選びなさい。

    A. 抽出部位は花である。
    B. 原料植物は『新約聖書』の中で、イエス・キリスト誕生の際に捧げられた。
    C. 原料植物はフトモモ科に属する。
    D. 水蒸気蒸留法により得られる。

5. 皮膚刺激に注意が必要なティートリー精油の原料植物の科名を1つ選びなさい。

   A. シソ科
   B. カンラン科
   C. フトモモ科
   D. ミカン科

6. 葉から得られ、原料植物の学名はラテン語で「海のしずく」を意味する精油を1つ選びなさい。

   A. スイートオレンジ
   B. ローズ（アブソリュート）
   C. ローズマリー
   D. レモン

7. 木の幹から出た樹液が固まったもので、個性的な香りのものが多いといわれている
精油の主な抽出部位を1つ選びなさい。

   A. 花
   B. 葉
   C. 根
   D. 樹脂

8. 精油について正しいものを1つ選びなさい。

   A. 精油は植物全体に均一に含まれる。
   B. 植物がもつ香り成分を取り出した、天然の有機化合物である。
   C. 植物の一次代謝産物である。
   D. 精油の香り成分は時間が経過しても変化しない。

9. 植物が香り成分により昆虫などの生物を引き寄せる効果として正しいものを1つ選びなさい。

   A. 抗真菌効果
   B. 忌避効果
   C. 誘引効果
   D. 抗菌効果

10. 花から採れる精油は華やかな香りのものが多くあるが、
花の役割について正しいものを1つ選びなさい。

   A. 受粉を促し、種子を作る。
   B. 光合成を行う。
   C. 枝葉に栄養分などを送る運搬路である。
   D. 幹の傷を癒やし菌などから守る。

11. 十字軍の兵士が持ち帰ったのがきっかけでヨーロッパへ広まったといわれている
    レモン精油の原料植物の科名を1つ選びなさい。

    A. ミカン科
    B. フトモモ科
    C. フウロソウ科
    D. シソ科

12. ライラックの花やライムを想起させる香りが特徴のティートリー精油について
    正しいものを1つ選びなさい。

    A. 抽出部位は花である。
    B. 光毒性がある。
    C. 原料植物はバラ科に属する。
    D. 水蒸気蒸留法により得られる。

13. 別名アマダイダイと呼ばれる植物から圧搾法で得られる精油を1つ選びなさい。

    A. スイートオレンジ
    B. ティートリー
    C. ラベンダー
    D. ペパーミント

14. 葉から得られ、ややローズ調のグリーン感のある
    フローラルな香りが特徴の精油を1つ選びなさい。

    A. ラベンダー
    B. ゼラニウム
    C. レモン
    D. ローズ（アブソリュート）

15. 別名オリバナムと呼ばれるフランキンセンス精油の主な抽出部位を1つ選びなさい。

    A. 果皮
    B. 樹脂
    C. 葉
    D. 花

16. 花から水蒸気蒸留法で得られる精油を1つ選びなさい。

    A. レモン
    B. スイートオレンジ
    C. ローズオットー
    D. ペパーミント

17. 主要成分が化粧品や食品香料として広く用いられているユーカリ精油の
原料植物の科名を 1 つ選びなさい。

    A. シソ科
    B. フウロソウ科
    C. カンラン科
    D. フトモモ科

18. 皮膚を引き締める精油の作用として正しいものを 1 つ選びなさい。

    A. 強壮作用
    B. 収れん作用
    C. 利尿作用
    D. 去痰作用

19. 精油の保湿作用として正しいものを 1 つ選びなさい。

    A. 皮膚の潤いを保ち、乾燥を防ぐ作用
    B. 痛みをやわらげる作用
    C. ホルモンバランスを整える作用
    D. 尿の排泄を促進する作用

20. 精油抽出法としてよく用いられる水蒸気蒸留法で得られるものを 1 つ選びなさい。

    A. 精製水
    B. エタノール
    C. グリセリン
    D. 芳香蒸留水

21. 花の香りを得るための伝統的な抽出法で、アンフルラージュとマセレーションの
2 つの方法がある精油抽出法を 1 つ選びなさい。

    A. 油脂吸着法
    B. 揮発性有機溶剤抽出法
    C. 超臨界流体抽出法
    D. 水蒸気蒸留法

22. 精油の選び方について適切でないものを 1 つ選びなさい。

    A. 遮光性のガラス容器に入ったものを選ぶ。
    B. 天然精油であるかラベルの表示を確認する。
    C. 無理して苦手な香りを選ぶ。
    D. いろいろな香りを試してみる。

23. 3歳未満の幼児に対して行うアロマテラピーで適切なものを1つ選びなさい。

    A. 全身浴法
    B. 吸入法
    C. 芳香浴法
    D. 部分浴法

24. 以下の文章のカッコにあてはまる語句として正しいものを1つ選びなさい。

    精油成分の一部が（　　　）に反応することによって、皮膚に炎症を起こすなどの
    反応を示すことを光毒性と呼ぶ。

    A. 紫外線
    B. 熱
    C. 水蒸気
    D. エタノール

25. 古くから宗教行事などに使われてきた、樹脂を含む樹木に多くみられる
    植物の科名を1つ選びなさい。

    A. バラ科
    B. シソ科
    C. カンラン科
    D. ミカン科

26. 精製水について誤ったものを1つ選びなさい。

    A. 香り成分が含まれている。
    B. 水性の素材である。
    C. 冷暗所に保管する。
    D. 開封後は早めに使い切る。

27. 芳香浴法について適切でないものを1つ選びなさい。

    A. 精油を拡散して香りを楽しむ方法である。
    B. 部屋の換気は行わなくてよい。
    C. 部屋の広さに応じて精油の使用量を調節する。
    D. 精油の香りの強さに応じて使用量を調節する。

28. 果皮から得られ、精油成分にフロクマリン類が含まれているため
    光毒性に注意が必要な精油を1つ選びなさい。

    A. フランキンセンス
    B. ユーカリ
    C. レモン
    D. ローズマリー

29. 食品、医薬品、化粧品などさまざまな用途に使用されている、
シソ科の植物から得られる精油を 1 つ選びなさい。

   A. ユーカリ
   B. ペパーミント
   C. スイートオレンジ
   D. フランキンセンス

---

30. ユーカリプタスとも呼ばれるユーカリ精油の精油抽出法を 1 つ選びなさい。

   A. 水蒸気蒸留法
   B. 油脂吸着法
   C. 圧搾法
   D. 超臨界流体抽出法

---

31. 別名マンネンロウと呼ばれる植物から得られる精油である
ローズマリー精油について正しいものを 1 つ選びなさい。

   A. 原料植物はカンラン科に属する。
   B. 原料植物は生育が早く、100ｍを超える大きさになるものもある。
   C. 抽出部位は樹脂である。
   D. 「マリアのバラ」とも呼ばれる植物から得られる。

---

32. オーストラリアの先住民族であるアボリジニの伝統的な治療薬として
古くから利用されてきた植物から得られる精油を 1 つ選びなさい。

   A. スイートオレンジ
   B. ティートリー
   C. ローズオットー
   D. ゼラニウム

---

33. カンラン科の植物から得られ、香として焚くと独特の強い香りがする精油を 1 つ選びなさい。

   A. ゼラニウム
   B. フランキンセンス
   C. ユーカリ
   D. レモン

---

34. フローラルな甘さが強く、香りが長く残る
ローズ（アブソリュート）精油の主な抽出部位を 1 つ選びなさい。

   A. 果皮
   B. 葉
   C. 樹脂
   D. 花

35. 別名ロサ・ダマスケナと呼ばれるローズオットー精油の原料植物の科名を1つ選びなさい。

    A. カンラン科
    B. フトモモ科
    C. バラ科
    D. フウロソウ科

36. 古くからスキンケアに使われてきたラベンダー精油の原料植物の科名を1つ選びなさい。

    A. ミカン科
    B. シソ科
    C. バラ科
    D. フウロソウ科

37. 以下の写真の原料植物から得られ、
学名は「コショウのような」という意味をもつ精油を1つ選びなさい。

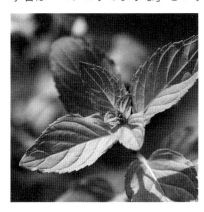

    A. ユーカリ
    B. ローズ（アブソリュート）
    C. フランキンセンス
    D. ペパーミント

38. 植物油に分類されるものを1つ選びなさい。

    A. オリーブ油
    B. エタノール
    C. グリセリン
    D. クレイ

39. 沐浴法について誤ったものを1つ選びなさい。

    A. 皮膚に刺激を感じた場合、すぐに洗い流す。
    B. 精油の皮膚への刺激の強さにより滴数を調節する。
    C. 半身浴法では、みぞおちまで湯に浸かる。
    D. かんきつ系精油は使用滴数を多めにする。

40. 動物ロウで抗菌作用があり、熱を加えるとやわらかくなる素材を1つ選びなさい。

    A. シアーバター
    B. 重曹
    C. 天然塩
    D. ミツロウ

41. 吸着、収れん作用があり、毛穴の引き締めなどに効果的といわれる
粘土状の素材を1つ選びなさい。

    A. シアーバター
    B. クレイ
    C. ハチミツ
    D. エタノール

42. アロマテラピーを楽しむために使用する用具類について、誤ったものを1つ選びなさい。

    A. 湯せんなどに適した耐熱性のあるものを選ぶ。
    B. 手作りしたものは紫外線などの影響を受けやすいので、保管容器は遮光性のものを用意する。
    C. 手浴法などに使用する洗面器は、精油によって
材質が変化する可能性があることに留意して選ぶ。
    D. 使い終わった用具は洗わずに、そのまま保管する。

43. 精油を希釈する際に使用する素材について、適切でないものを1つ選びなさい。

    A. 水性のものや植物油など、さまざまな種類がある。
    B. トリートメントオイルを作る際には植物油が使用される。
    C. グリセリンは、保湿成分として化粧水などによく用いられる。
    D. 水は精製水を使用し、水道水は使用できない。

44. 精油6滴を加えて濃度約1％のトリートメントオイルを作るために
必要な植物油の量を1つ選びなさい（精油1滴を0.05㎖とする）。

    A. 5㎖
    B. 10㎖
    C. 15㎖
    D. 30㎖

45. 50㎖の植物油に精油を加えて濃度約0.5％のトリートメントオイルを作るために
必要な精油の滴数を1つ選びなさい（精油1滴を0.05㎖とする）。

    A. 2滴
    B. 3滴
    C. 4滴
    D. 5滴

46. 肌なじみのよいオレイン酸が主成分で、バラ科の植物の種子から
圧搾して得られる植物油を1つ選びなさい。

    A. アルガン油
    B. オリーブ油
    C. スイートアーモンド油
    D. ホホバ油

47. ホホバ油について正しいものを1つ選びなさい。

    A. 植物ロウに分類される。
    B. 花から得られる。
    C. 低温で固まらない。
    D. 青い色をしている。

48～50. 以下の文章を読み、それぞれの問いに答えなさい。

> まことさんは、春先になると鼻と喉の調子があまりよくありません。また、今年の春は、職場で異動があり、環境が変わったからかうまく寝つけないようになってしまいました。そこで、今日は早めに帰宅をし、マグカップに熱湯を入れ、ペパーミント精油を垂らした吸入法を行いました。また寝つきをよくするため、就寝前にはお気に入りのゼラニウム精油で芳香浴法を行いました。

48. 吸入法を行う際、まことさんは次のようにしました。この中で、正しいものを1つ選びなさい。

    A. 目が乾燥していたので、目を開けたまま行った。
    B. 咳の症状が出た場合には、蒸気が刺激になる可能性があるため、行わないようにした。
    C. 吸入法を楽しんだ後、使用したマグカップを洗わずにそのままお茶を入れて飲んだ。
    D. 刺激がある方がよいので、精油を30滴使用した。

49. まことさんは就寝前、芳香浴法を次のように行いました。この中で、
適切でないものを1つ選びなさい。

    A. コットンに精油を垂らし、枕元に置いた。
    B. 市販の芳香拡散器を使用し、寝室に香りを拡散させた。
    C. アロマスプレーを作製し、就寝前に寝室にスプレーした。
    D. 精油を直接皮膚に塗布した。

50. まことさんが使用した別名セイヨウハッカと呼ばれる植物から得られる
ペパーミント精油について正しいものを1つ選びなさい。

    A. 低温で固まる性質をもつ。
    B. 抽出部位は花である。
    C. 水蒸気蒸留法により得られる。
    D. 原料植物はフトモモ科に属する。

51 ～ 53.　以下の文章を読み、それぞれの問いに答えなさい。

> むつみさんはデスクワークの仕事をしています。毎日ほとんど座って仕事をしているため、肩こりと足の疲れが気になっています。友人に、アロマテラピーを取り入れた湿布法と足浴法をすすめられました。早速アロマテラピーショップに行き、香りが気に入ったローズマリー精油を購入しました。椅子に座り、タオルを使用した湿布法を行いながら、お湯を張った洗面器に足を浸します。足元からじんわりと温まり、精油の香りもただよい、とてもリラックスできました。

51.　このときの湿布法について適切なものを 1 つ選びなさい。

    A.　冷たい水にタオルを浸したものを肩にあてた。
    B.　肩にタオルをあててしばらくすると、刺激を感じたがそのまま我慢して使用し続けた。
    C.　熱めのお湯に浸したタオルを腹部にあてた。
    D.　精油の色がタオルに付着する場合があるので注意した。

52.　足浴法のほかに、足の血液の流れをよくすることが期待できる
アロテラピーの利用法を 1 つ選びなさい。

    A.　足のトリートメント法
    B.　芳香浴法
    C.　アロマスプレー
    D.　フェイシャルスチーム

53.　肌を清潔に保つ作用があるとして、スキントニックなどにも用いられる
ローズマリー精油の精油抽出法を 1 つ選びなさい。

    A.　圧搾法
    B.　油脂吸着法
    C.　水蒸気蒸留法
    D.　超臨界流体抽出法

54.　香りサンプル①の精油名を次の中から 1 つ選びなさい。

    A.　ペパーミント
    B.　レモン
    C.　ゼラニウム
    D.　ティートリー

55.　香りサンプル②の精油名を次の中から 1 つ選びなさい。

    A.　フランキンセンス
    B.　ラベンダー
    C.　レモン
    D.　スイートオレンジ

2級 練習問題 ③

解答 » P84

1. 別名乳香と呼ばれる以下の写真の樹脂から得られる精油を1つ選びなさい。

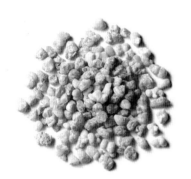

    A. フランキンセンス
    B. ラベンダー
    C. ゼラニウム
    D. ティートリー

2. 別名ロサ・ダマスケナと呼ばれるバラ科の植物から得られる精油を1つ選びなさい。
    A. ローズマリー
    B. ローズオットー
    C. ユーカリ
    D. スイートオレンジ

3. 学名は「コショウのような」という意味をもつ
    ペパーミント精油の主な抽出部位を1つ選びなさい。
    A. 葉
    B. 花
    C. 樹脂
    D. 果皮

4. 収れん作用や抗炎症作用があるとされ、古くからスキンケアに重用されてきたフランキンセンス精油の原料植物の科名を1つ選びなさい。
    A. フウロソウ科
    B. シソ科
    C. カンラン科
    D. バラ科

5. ややローズ調のグリーン感のあるフローラルな香りが特徴の
   ゼラニウム精油の精油抽出法を1つ選びなさい。

   A. 超臨界流体抽出法
   B. 圧搾法
   C. 水蒸気蒸留法
   D. 油脂吸着法

6. ややワックス感のあるかんきつの皮のような香りが特徴の
   レモン精油について正しいものを1つ選びなさい。

   A. 圧搾法により得られる。
   B. 原料植物はフウロソウ科に属する。
   C. 抽出部位は花である。
   D. 原料植物はアボリジニが治療薬として用いた。

7. 植物が香り成分により細菌の発生を防ぐ効果として正しいものを1つ選びなさい。

   A. 抗菌効果
   B. 誘引効果
   C. 心理効果
   D. 忌避効果

8. 神経系の働きを鎮め、心と身体の働きをリラックスさせる
   精油の作用として正しいものを1つ選びなさい。

   A. 鎮静作用
   B. 鎮痛作用
   C. 強壮作用
   D. 免疫賦活作用

9. 身体を活性化したり強くしたりする精油の作用として正しいものを1つ選びなさい。

   A. 抗菌作用
   B. 強壮作用
   C. 抗ウイルス作用
   D. 収れん作用

10. オーストラリアの先住民族であるアボリジニの間でお茶として飲まれていた
    フトモモ科の植物から得られる精油を1つ選びなさい。

    A. ローズマリー
    B. ラベンダー
    C. ペパーミント
    D. ティートリー

11. 葉から得られ清涼感のある香りをもつ精油を1つ選びなさい。

    A. ユーカリ
    B. スイートオレンジ
    C. フランキンセンス
    D. レモン

12. キャベジローズと呼ばれる原料植物から得られる
    ローズ（アブソリュート）精油について正しいものを1つ選びなさい。

    A. 抽出部位は樹脂である。
    B. 原料植物は生育が早く、100mを超える大きさになるものもある。
    C. 原料植物の学名は、「洗う」や「青みがかった鉛色」に由来するといわれている。
    D. 揮発性有機溶剤抽出法により得られる。

13. 十字軍の兵士が持ち帰ったのがきっかけでヨーロッパへ広まったといわれている
    植物から得られるミカン科の精油を1つ選びなさい。

    A. レモン
    B. ペパーミント
    C. ローズマリー
    D. ゼラニウム

14. 低温で固まる性質をもつローズオットー精油の主な抽出部位を1つ選びなさい。

    A. 葉
    B. 花
    C. 樹脂
    D. 果皮

15. 別名アマダイダイと呼ばれるスイートオレンジ精油の精油抽出法を1つ選びなさい。

    A. 揮発性有機溶剤抽出法
    B. 油脂吸着法
    C. 圧搾法
    D. 超臨界流体抽出法

16. 以下の写真の原料植物から得られ、肌を清潔に保つ作用があるとして
スキントニックにも用いられる精油を 1 つ選びなさい。

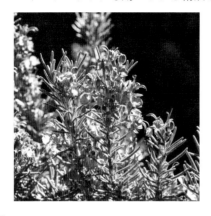

  A. スイートオレンジ
  B. ローズ（アブソリュート）
  C. ローズマリー
  D. レモン

17. 主にかんきつ類に用いられる圧搾法について正しいものを 1 つ選びなさい。

  A. かんきつ類の葉から精油を得るときに使用される。
  B. かんきつ類の種子から精油を得るときに使用される。
  C. かんきつ類の花から精油を得るときに使用される。
  D. かんきつ類の果皮から精油を得るときに使用される。

18. 二酸化炭素などの液化ガスを溶剤として用いる精油抽出法を 1 つ選びなさい。

  A. 圧搾法
  B. 油脂吸着法
  C. 揮発性有機溶剤抽出法
  D. 超臨界流体抽出法

19. 葉から採れる精油はすっきりとした香りのものが多くあるが、
植物における葉の役割について正しいものを 1 つ選びなさい。

  A. 受粉を促し、種子をつくる。
  B. 光合成を行う。
  C. 地中から水や養分を吸い上げる。
  D. 幹の傷を癒やし菌などから守る。

20. 精油の使い方について適切でないものを 1 つ選びなさい。

  A. 子どもやペットの手の届かないところに保管する。
  B. 原液を直接皮膚につける。
  C. 精油を飲用しない。
  D. 精油が目に入った場合は、大量の水で洗い流す。

21. 以下の文章のカッコにあてはまる語句として正しいものを1つ選びなさい。

精油には、皮膚表面から浸透したときに、皮膚組織や末梢血管を刺激し、
炎症、紅斑、かゆみなどの（　　）を起こすものがある。

A. 光毒性
B. 皮膚刺激
C. 色素沈着
D. 紫外線

22. 果皮から得られ、精油成分にフロクマリン類が含まれているため
光毒性に注意が必要な精油を1つ選びなさい。

A. ラベンダー
B. ゼラニウム
C. レモン
D. ティートリー

23. 西アフリカから中央アフリカに生息する植物の実から採れる油脂であり、
古くから現地ではやけど、筋肉痛の治療などに使われてきた素材を1つ選びなさい。

A. シアーバター
B. 重曹
C. 天然塩
D. ハチミツ

24. 砂漠に生息する植物の種子から得られ、保湿効果が高く、
植物ロウに分類される植物油を1つ選びなさい。

A. アルガン油
B. ホホバ油
C. オリーブ油
D. スイートアーモンド油

25. 芳香蒸留水が得られる精油抽出法を1つ選びなさい。

A. 水蒸気蒸留法
B. 圧搾法
C. 油脂吸着法
D. 揮発性有機溶剤抽出法

26. 肩こりをやわらげたいとき、硬くなった筋肉をほぐす効果が期待できる
アロマテラピーの利用法として最も適切なものを1つ選びなさい。

    A. 吸入法
    B. 芳香浴法
    C. 湿布法
    D. アロマスプレー

27. アルガン油について正しいものを1つ選びなさい。

    A. ビタミンEを多く含む。
    B. 果皮から得られる。
    C. 植物ロウである。
    D. 水に溶けやすい性質をもつ。

28. 蒸気とともに香りを吸い込む吸入法について正しいものを1つ選びなさい。

    A. ティッシュに精油をつけて行う。
    B. 精油の種類によって刺激の強さなどに留意する必要はない。
    C. 咳の出るときに行う。
    D. 目を閉じて行う。

29. ミツバチが花の蜜を巣の中で貯蔵する過程で生成されるもので、
保湿作用や抗炎症作用などがあるといわれている素材を1つ選びなさい。

    A. ハチミツ
    B. シアーバター
    C. クレイ
    D. 芳香蒸留水

30. キャベジローズと呼ばれる原料植物の花から得られる精油を1つ選びなさい。

    A. ゼラニウム
    B. ローズ（アブソリュート）
    C. ティートリー
    D. ユーカリ

31. ユーカリプタスとも呼ばれるユーカリ精油について正しいものを1つ選びなさい。

    A. 原料植物の学名はラテン語で「海のしずく」を意味する。
    B. 抽出部位は花である。
    C. 水蒸気蒸留法により得られる。
    D. 原料植物はシソ科に属する。

32. 原料植物の生産国としてブルガリアが有名なローズオットー精油の精油抽出法を1つ選びなさい。

    A. 圧搾法

    B. 水蒸気蒸留法

    C. 揮発性有機溶剤抽出法

    D. 超臨界流体抽出法

33. みずみずしくジューシーな甘い香りが特徴の
スイートオレンジ精油の原料植物の科名を1つ選びなさい。

    A. フトモモ科

    B. シソ科

    C. バラ科

    D. ミカン科

34. 別名マンネンロウと呼ばれる植物から得られる
ローズマリー精油について正しいものを1つ選びなさい。

    A. 原料植物はバラ科に属する。

    B. 抽出部位は樹脂である。

    C. 原料植物は、オーストラリア原産である。

    D. 水蒸気蒸留法により得られる。

35. 花から得られ、古くからスキンケアに使われてきた精油を1つ選びなさい。

    A. レモン

    B. ラベンダー

    C. スイートオレンジ

    D. フランキンセンス

36. 別名セイヨウハッカと呼ばれる植物から得られる
ペパーミント精油の精油抽出法を1つ選びなさい。

    A. 超臨界流体抽出法

    B. 油脂吸着法

    C. 揮発性有機溶剤抽出法

    D. 水蒸気蒸留法

37. 「マリアのバラ」とも呼ばれるシソ科の植物から得られる精油を1つ選びなさい。

    A. レモン

    B. ローズマリー

    C. フランキンセンス

    D. ユーカリ

38. 香料や皮膚コンディショニング剤として化粧品に用いられている
ゼラニウム精油の原料植物の科名を1つ選びなさい。

A. カンラン科
B. フトモモ科
C. フウロソウ科
D. ミカン科

39. 生育が早く、中には100mを超えるものもある
以下の写真の原料植物から得られる精油を1つ選びなさい。

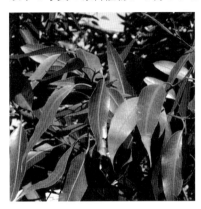

A. ユーカリ
B. ペパーミント
C. スイートオレンジ
D. ローズオットー

40. トリートメントオイルやクリームを作る際に使われる植物油に分類されるものを1つ選びなさい。

A. スイートアーモンド油
B. エタノール
C. グリセリン
D. クレイ

41. グリセリンについて誤ったものを1つ選びなさい。

A. 無色である。
B. 炭酸水素ナトリウムとも呼ばれる。
C. とろみのある水性の液体である。
D. 保湿成分として使われる。

42. 半身浴法について正しいものを1つ選びなさい。

A. 心臓や循環器への負担が大きい。
B. 長時間行うほど身体にかかる負担は少ない。
C. 足首まで湯に浸かる方法である。
D. 上半身が冷えないように注意する。

43. 精油4滴を加えて濃度約１％のトリートメントオイルを作るために
　　必要な植物油の量を１つ選びなさい（精油１滴を0.05㎖とする）。

　　A． 5 ㎖
　　B． 10㎖
　　C． 20㎖
　　D． 30㎖

44. アロマバスを楽しむ際に用いられる素材として誤ったものを１つ選びなさい。

　　A． 天然塩
　　B． 重曹
　　C． ミツロウ
　　D． ハチミツ

45. 30㎖の植物油に精油を加えて濃度約0.5％のトリートメントオイルを作るために
　　必要な精油の滴数を１つ選びなさい（精油１滴を0.05㎖とする）。

　　A． 2 滴
　　B． 3 滴
　　C． 4 滴
　　D． 5 滴

46. 吸着、収れん作用があるクレイについて正しいものを１つ選びなさい。

　　A． 動物ロウである。
　　B． 粘土である。
　　C． 植物ロウである。
　　D． 油脂である。

47. 掃除や消臭剤などに使える重曹について誤ったものを１つ選びなさい。

　　A． 重炭酸ナトリウムと呼ばれる。
　　B． 肌をなめらかに整える作用がある。
　　C． 弱アルカリ性である。
　　D． 植物油に分類される。

48 〜 50.　以下の文章を読み、それぞれの問いに答えなさい。

> こうたさんは今日、友人とテニスを楽しみました。家に帰り、自分でアロマトリートメントを行うことにしました。ローズマリー精油とラベンダー精油を選び、植物油はマカデミアナッツ油にすることに決めました。精油の希釈濃度1％、30㎖のトリートメントオイルを作製し、両足に塗布をし、香りを楽しみながら足のトリートメント法を行いました。トリートメントオイルは余ったため、また後日使用するために保管しました。

48.　こうたさんは、どのような効果を期待してアロマトリートメントをしたと考えられますか。
　　　適しているものを1つ選びなさい。

　　　A.　運動後の食欲を促進させる効果
　　　B.　足のリンパ液の流れや血行を促し、老廃物を排出する効果
　　　C.　テニスをしてこった肩をやわらげる効果
　　　D.　日焼けして乾燥した顔の皮膚に潤いを与える効果

49.　こうたさんはローズマリー精油とラベンダー精油を何滴ずつ使用したのでしょうか。
　　　適切なものを1つ選びなさい（精油1滴を0.05㎖とする）。

　　　A.　ローズマリー精油1滴、ラベンダー精油2滴
　　　B.　ローズマリー精油2滴、ラベンダー精油2滴
　　　C.　ローズマリー精油2滴、ラベンダー精油3滴
　　　D.　ローズマリー精油2滴、ラベンダー精油4滴

50.　こうたさんが余ったトリートメントオイルを保管して今後使用する際に
　　　気をつけるべきことを以下 の中から1つ選びなさい。

　　　A.　後日使用した際に皮膚トラブルが発生したが、そのままトリートメントオイルを使用し続ける。
　　　B.　自分自身で使用するものであるため、フタのない容器に入れて保管する。
　　　C.　保存期間は気にしなくてよいため、1年以上使用し続ける。
　　　D.　作製したトリートメントオイルの希釈濃度を考慮し、顔のトリートメントに使用しないようにする。

51 ～ 53.　以下の文章を読み、それぞれの問いに答えなさい。

> わかこさんは、最近寒くなってきたので風邪予防にアロマテラピーを活用しようと考えています。空気が乾燥しているので、持ち歩けていつでも使用できるアロマスプレーを作製することにしました。アロマスプレーは少ない材料で手軽に作れます。精油は抗菌作用も知られているティートリー精油を選びました。早速作製し、寝る前に寝室に干した濡れタオルにスプレーをして風邪予防に役立てています。

51.　アロマスプレーを作製するにあたり、適切なものを1つ選びなさい。

- A．精油は日光に当たっても成分変化を起こさないと考え、
  保管容器は遮光性のないプラスチック製を選び、直射日光の当たる場所に保管した。
- B．精油は水に溶けると考え、水にそのまま精油を加えてアロマスプレーを作製した。
- C．皮膚にアロマスプレーがつく可能性を考え、精油の濃度を1％以下にした。
- D．自分自身で作製するものは成分変化が起きることはなく、
  何年も使用し続けることができると考え、作製日を記入したラベルは貼らなかった。

52.　アロマスプレーを使用する際、わかこさんは次のようにしました。
この中で、適切なものを1つ選びなさい。

- A．とても乾燥していたので、作製したスプレーではなく、精油を直接皮膚に塗布した。
- B．家族が風邪気味で喉が痛いと言ったので、口の中から喉に直接スプレーをした。
- C．出かける前にマスクにスプレーをして使用した。
- D．料理中に空気の乾燥が気になったため、火気のそばでスプレーをした。

53.　わかこさんが使用したライラックの花やライムを想起させる香りが特徴のティートリー精油の主な抽出部位を1つ選びなさい。

- A．葉
- B．果皮
- C．花
- D．果実

54. 香りサンプル①の精油名を次の中から 1 つ選びなさい。

    A．スイートオレンジ
    B．ペパーミント
    C．ゼラニウム
    D．ティートリー

55. 香りサンプル②の精油名を次の中から 1 つ選びなさい。

    A．レモン
    B．ラベンダー
    C．ローズマリー
    D．フランキンセンス

アロマテラピー検定

1級

練習問題

[出題数：70問]

※練習問題には解答用紙（P93）をコピーしてご利用ください。
※香りテスト（問題67〜70）は実際の試験ではサンプルが配付されます。

1級　練習問題 ①

解答 » P86

1. 以下の写真の原料植物から得られ、香料として化粧品や
フレグランスに使われている精油を1つ選びなさい。

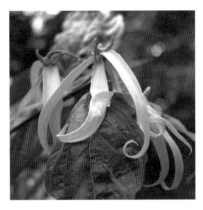

    A. イランイラン
    B. スイートオレンジ
    C. ローマンカモミール
    D. ジャスミン（アブソリュート）

2. 水蒸気蒸留法で得られ、清涼感のある香りが特徴の精油を1つ選びなさい。

    A. ローズ（アブソリュート）
    B. ベンゾイン（レジノイド）
    C. ユーカリ
    D. ジャスミン（アブソリュート）

3. ミカン科の植物から得られ、かんきつのさわやかさをもつ
甘い香りが特徴である精油を1つ選びなさい。

    A. ローズオットー
    B. ゼラニウム
    C. ネロリ
    D. メリッサ

4. 別名アンソクコウジュと呼ばれる植物から
揮発性有機溶剤抽出法で得られる精油を1つ選びなさい。

    A. ローズマリー
    B. ベンゾイン（レジノイド）
    C. ラベンダー
    D. スイートマージョラム

5. 『新約聖書』の中で、イエス・キリストに捧げられたことで有名な
   ミルラ精油の原料植物の科名を1つ選びなさい。

   A. バンレイシ科
   B. エゴノキ科
   C. カンラン科
   D. ビャクダン科

6. ダマスクローズと呼ばれる原料植物から得られるローズオットー精油について
   正しいものを1つ選びなさい。

   A. 低温で固まる性質をもつ。
   B. 原料植物はキク科に属する。
   C. 揮発性有機溶剤抽出法により得られる。
   D. 抽出部位は樹脂である。

7. 葉から得られ、ライラックの花やライムを想起させる香りが特徴である精油を1つ選びなさい。

   A. ジュニパーベリー
   B. ブラックペッパー
   C. ティートリー
   D. ジャーマンカモミール

8. 香料としてエキゾチックな香りのフレグランスに多く用いられている
   パチュリ精油の原料植物の科名を1つ選びなさい。

   A. イネ科
   B. シソ科
   C. キク科
   D. モクセイ科

9. 以下の文章のカッコにあてはまる語句の組み合わせで正しいものを1つ選びなさい。

   アロマテラピーは、植物の（ ① ）を凝縮した
   精油（エッセンシャルオイル）を用い、
   香りを楽しみながら心と身体をトータルにサポートする（ ② ）な自然療法です。

   A. ①花　　　　②ホリスティック
   B. ①香り成分　②ホリスティック
   C. ①香り成分　②リラックス
   D. ①花　　　　②リラックス

10. AEAJ表示基準適合認定精油の表示する項目に含まれないものを1つ選びなさい。

    A. 別名
    B. 生産国
    C. 学名
    D. 抽出方法

11. 精油について正しいものを1つ選びなさい。

    A. 水によく溶ける。
    B. 構成成分は無機化合物である。
    C. 揮発性である。
    D. 植物の一次代謝産物である。

12. 植物が香り成分によりカビが発生することを防ぐ効果として正しいものを1つ選びなさい。

    A. 忌避効果
    B. 誘引効果
    C. 心理効果
    D. 抗真菌効果

13. 森をイメージさせる香りが特徴のサイプレス精油の主な抽出部位を1つ選びなさい。

    A. 心材
    B. 花
    C. 葉
    D. 樹脂

14. 日本の気候に合い、育てやすいハーブのひとつである
イネ科の植物から得られる精油を1つ選びなさい。

    A. イランイラン
    B. レモングラス
    C. ユーカリ
    D. ティートリー

15. 別名セイヨウネズと呼ばれる植物から得られる
ジュニパーベリー精油について正しいものを1つ選びなさい。

    A. 「マリアのバラ」とも呼ばれる植物から得られる。
    B. 抽出部位は花である。
    C. 圧搾法により得られる。
    D. 原料植物は洋酒「ジン」の香りづけに用いられる。

16. 花から得られ、リンゴのようなフルーティな青い香りが特徴である精油を1つ選びなさい。

    A. ローズマリー
    B. サンダルウッド
    C. ベチバー
    D. ローマンカモミール

17. フィリピンの言葉で「花の中の花」を意味する植物から得られる
    イランイラン精油の精油抽出法を1つ選びなさい。

    A. 水蒸気蒸留法
    B. 油脂吸着法
    C. 圧搾法
    D. 超臨界流体抽出法

18. 別名レモンバームと呼ばれるシソ科の植物から得られる精油を1つ選びなさい。

    A. フランキンセンス
    B. サイプレス
    C. メリッサ
    D. ジャスミン（アブソリュート）

19. 血行をよくする作用があるといわれているブラックペッパー精油について
    正しいものを1つ選びなさい。

    A. 抽出部位は葉である。
    B. 原料植物はカンラン科に属する。
    C. 水蒸気蒸留法により得られる。
    D. 原料植物はオーストラリア原産である。

20. 精油の鎮静作用として正しいものを1つ選びなさい。

    A. ホルモンバランスを整える作用
    B. 胃腸の消化活動を活発にし、食欲を増進させる作用
    C. 神経系の働きを鎮め、心と身体の働きをリラックスさせる作用
    D. 細菌の増殖を抑える作用

21. 精油の抽出法としてよく用いられる方法である水蒸気蒸留法について
    正しいものを1つ選びなさい。

    A. 蒸気を吹き込んで香り成分を得る方法である。
    B. 遠心法を用いる方法である。
    C. 果皮をむいて絞り、スポンジに吸わせて精油を回収する方法である。
    D. 原料植物の搾りかすや不純物が混ざる方法である。

22. 3歳未満の幼児に対して行うアロマテラピーで適切なものを1つ選びなさい。

    A. 湿布法
    B. 吸入法
    C. 芳香浴法
    D. トリートメント法

23. 果皮から得られ、精油成分にフロクマリン類が含まれているため
    光毒性に注意が必要な精油を1つ選びなさい。

    A. ラベンダー
    B. メリッサ
    C. レモン
    D. ローズマリー

24. 皮膚刺激に気をつけたい精油を1つ選びなさい。

    A. ジャーマンカモミール
    B. メリッサ
    C. ローズオットー
    D. ネロリ

25. 精油の保管方法について適切なものを1つ選びなさい。

    A. 温度の高い場所で保管する。
    B. 日当たりのいい場所で保管する
    C. フタをしっかり閉めて保管する。
    D. 湿度の高い場所で保管する。

26. マスカットに似た香りをもつシソ科の植物から得られる精油を1つ選びなさい。

    A. レモン
    B. ティートリー
    C. ネロリ
    D. クラリセージ

27. ギリシャの愛の女神アフロディテから香りを与えられたといわれている
    スイートマージョラム精油について正しいものを1つ選びなさい。

    A. 抽出部位は花である。
    B. 原料植物はカンラン科に属する。
    C. 原料植物の学名はラテン語で「海のしずく」を意味する。
    D. 水蒸気蒸留法により得られる。

28. 古くから宗教と深い結びつきがあり、お香として瞑想や宗教儀式に用いられてきた
植物の心材から得られる精油を1つ選びなさい。

    A. クラリセージ
    B. ジュニパーベリー
    C. パチュリ
    D. サンダルウッド

29. 果実がブドウのように房状につくことが名前の由来であるともいわれている
グレープフルーツ精油の原料植物の科名を1つ選びなさい。

    A. コショウ科
    B. キク科
    C. シソ科
    D. ミカン科

30. 学名はギリシャ語の「ミツバチ」に由来している植物から得られる
メリッサ精油の主な抽出部位を1つ選びなさい。

    A. 根
    B. 花
    C. 葉
    D. 果皮

31. 花から得られ、濃い青色が特徴の精油を1つ選びなさい。

    A. スイートオレンジ
    B. ベンゾイン（レジノイド）
    C. ジャーマンカモミール
    D. ゼラニウム

32. 紅茶のアールグレイの香りづけに使用される香料として有名な
植物から得られるベルガモット精油について正しいものを1つ選びなさい。

    A. 圧搾法により得られる。
    B. 原料植物は『新約聖書』の中で、イエス・キリスト誕生の際に捧げられた。
    C. 原料植物はカンラン科に属する。
    D. 抽出部位は葉である。

33. 別名セイヨウハッカと呼ばれる植物から得られる
ペパーミント精油の精油抽出法を1つ選びなさい。

    A. 水蒸気蒸留法
    B. 油脂吸着法
    C. 圧搾法
    D. 超臨界流体抽出法

34. 果皮から得られ、甘酸っぱくさわやかな香りが特徴である精油を1つ選びなさい。

   A. イランイラン
   B. グレープフルーツ
   C. サイプレス
   D. ローズ（アブソリュート）

35. 森林を思わせるさわやかでウッディ感のある香りが特徴の
   ジュニパーベリー精油の原料植物の科名を1つ選びなさい。

   A. フトモモ科
   B. シソ科
   C. バンレイシ科
   D. ヒノキ科

36. 根が網状に地下深く張るため、田や畑のあぜなどの土止めに植えられてきた植物から
   水蒸気蒸留法で得られる精油を1つ選びなさい。

   A. ベンゾイン（レジノイド）
   B. ベルガモット
   C. ベチバー
   D. ジャスミン（アブソリュート）

37. 別名ダイダイと呼ばれる植物から得られるネロリ精油の主な抽出部位を1つ選びなさい。

   A. 果実
   B. 果皮
   C. 花
   D. 葉

38. 別名ホソイトスギと呼ばれる以下の写真の原料植物から得られる精油を1つ選びなさい。

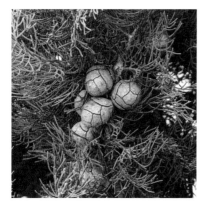

   A. クラリセージ
   B. サンダルウッド
   C. フランキンセンス
   D. サイプレス

39. 古くから化粧品にも用いられてきたスイートアーモンド油について正しいものを1つ選びなさい。

    A. 果皮から得られる。
    B. 花から得られる。
    C. 種子から得られる。
    D. 葉から得られる。

40. 動物ロウであり、別名ビーワックスと呼ばれる素材を1つ選びなさい。

    A. ミツロウ
    B. 天然塩
    C. ハチミツ
    D. グリセリン

41. アロマスプレーなどを作製する際に精油と水をなじみやすくするために使用する素材を1つ選びなさい。

    A. アルガン油
    B. シアーバター
    C. エタノール
    D. グリセリン

42. 別名カミツレと呼ばれる植物から得られる
ジャーマンカモミール精油の原料植物の科名を1つ選びなさい。

    A. キク科
    B. シソ科
    C. ミカン科
    D. イネ科

43. モクセイ科の植物から得られ、フローラルな香気をもち
香水などによく用いられる精油を1つ選びなさい。

    A. ジャスミン（アブソリュート）
    B. サンダルウッド
    C. サイプレス
    D. パチュリ

44. 落ち着きのあるウッディ調の香りが特徴のベチバー精油の主な抽出部位を1つ選びなさい。

    A. 樹脂
    B. 葉
    C. 根
    D. 花

45. 別名ニュウコウノキと呼ばれる植物から得られる
フランキンセンス精油の精油抽出法を1つ選びなさい。

    A. 超臨界流体抽出法
    B. 油脂吸着法
    C. 水蒸気蒸留法
    D. 圧搾法

46. 香りを長くとどめるための保留剤として用いられる精油を1つ選びなさい。

    A. パチュリ
    B. ユーカリ
    C. レモン
    D. グレープフルーツ

47. ややワックス感のあるかんきつの皮のような香りが特徴の
レモン精油について正しいものを1つ選びなさい。

    A. 抽出部位は葉である。
    B. 原料植物はイネ科に属する。
    C. 「マリアのバラ」とも呼ばれる植物から得られる。
    D. 圧搾法により得られる。

48. 中世ヨーロッパでは金と同等の価値があったといわれている
以下の写真の原料植物から得られる精油を1つ選びなさい。

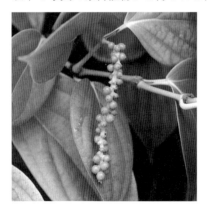

    A. スイートマージョラム
    B. ブラックペッパー
    C. ミルラ
    D. ペパーミント

49. 弱アルカリ性で肌をなめらかに整える作用があり、
重炭酸ナトリウムとも呼ばれる素材を1つ選びなさい。

    A. 重曹
    B. シアーバター
    C. クレイ
    D. 芳香蒸留水

50. 蒸気を用いる吸入法について正しいものを１つ選びなさい。

A．精油を部屋に拡散させる方法である。
B．精油の香りを鼻や口から吸い込む方法である。
C．精油を植物油で希釈して身体に塗布する方法である。
D．精油を入れた湯で温めた布を身体にあてる方法である。

---

51. 以下の文章のカッコにあてはまる語句として正しいものを１つ選びなさい
（カッコには同一の語句が入る）。

嗅覚器官から情動脳とも呼ばれる（　　　　　）までの距離は短く、仲介する神経の数も
少ないため、視覚や聴覚などの信号よりも嗅覚からの情報であるにおい信号の方が
（　　　　　）へスピーディに到達する。

A．大脳辺縁系
B．小脳
C．大脳新皮質
D．前頭葉

52. 香りが嗅覚器から脳へ伝わる経路について、以下の文章のカッコにあてはまる語句の組み合わせ
として正しいものを１つ選びなさい。

におい物質はまず、鼻の嗅上皮にある（　①　）でとらえられる。
その後、におい物質の情報は嗅細胞で（　②　）に変換され、
脳の嗅球で整理されたのち、脳の各部位へ送られる。

A．①海馬　　②前頭葉
B．①嗅繊毛　②前頭葉
C．①嗅繊毛　②電気信号
D．①海馬　　②電気信号

---

53. 以下の文章のカッコにあてはまる語句として正しいものを１つ選びなさい。

人間の身体は、外部の環境などさまざまな変化に対して、体内環境を
一定の範囲内で維持しようとするしくみを備えており、これを（　　　　）という。

A．ホメオスタシス
B．ストレス
C．アロマテラピー
D．リラックス

54. 以下の文章のカッコにあてはまる語句の組み合わせで正しいものを1つ選びなさい。

自律神経のうち、脳や身体が活発に活動しているときには（ ① ）が、
リラックスしているときには（ ② ）が優位になる。ストレスなどで（ ③ ）の活動が
過剰な状態が続くと自律神経のバランスが乱れ、睡眠の質が落ちる。

A. ①交感神経　　　②副交感神経　　③交感神経
B. ①副交感神経　　②交感神経　　　③副交感神経
C. ①副交感神経　　②交感神経　　　③交感神経
D. ①交感神経　　　②副交感神経　　③副交感神経

55. ヨーロッパにおいて、サレルノに医学校が開設された時代として正しいものを1つ選びなさい。

A. 中世
B. 古代
C. 近世〜近代
D. 現代

56. テオフラストスと深く関連するものを1つ選びなさい。

A. 植物学の祖
B. 医学の父
C. ウィーン写本
D. ガレノス製剤

57. イブン・シーナーについて正しいものを1つ選びなさい。

A. 中世ドイツの修道院で活躍した。
B. 芳香蒸留水を治療に用いた。
C. 香料産業の発展に尽力した。
D. ケルンの水を売り出した。

58. ルネ・モーリス・ガットフォセが自身のやけどの治療に使用した精油を1つ選びなさい。

A. ラベンダー
B. ローズマリー
C. レモン
D. ティートリー

59. 精油の効能・効果をうたって販売、授与した場合、違反する可能性がある法律を1つ選びなさい。

A. 消防法
B. 医師法
C. 医薬品、医療機器等の品質、有効性及び安全性の確保等に関する法律（医薬品医療機器等法）
D. 製造物責任法（PL法）

60. 免許のない者が症状から病名を診断したり、治療と思われるような行為を行うことを
禁止している法律を1つ選びなさい。

 A. 医薬品、医療機器等の品質、有効性及び安全性の確保等に関する法律（医薬品医療機器等法）
 B. あん摩マツサージ指圧師、はり師、きゆう師等に関する法律（あはき法）
 C. 製造物責任法（PL法）
 D. 医師法

61 〜 63. 以下の文章を読み、それぞれの問いに答えなさい。

> ひとみさんは月経前のイライラや月経痛がひどく、悩んでいます。女性ホルモンのバランス
> が乱れているのかもしれないと思い、以前から興味のあったアロマテラピーを取り入れてみ
> ることにしました。イライラ対策としてアロマバームを作製しました。精油はひとみさんが
> 好きなローズオットー精油とクラリセージ精油を使用します。早速アロマバームを持ち歩き、
> イライラしてしまったときに、香りを活用しています。

61. 女性ホルモンのバランスが乱れる理由として、適切ではないものを1つ選びなさい。

 A. ダイエットによる栄養失調
 B. 出産数減少に伴う月経回数の増加
 C. 睡眠不足
 D. 肌の乾燥

1
級

練
習
問
題
①

62. ひとみさんは月経痛に対しては下腹部へのトリートメントを実施することにしました。
トリートメントオイルには、ホホバ油、ラベンダー精油4滴、ゼラニウム精油2滴を
使用します。濃度約1％で作製する場合、ホホバ油は何ml必要か1つ選びなさい
（精油1滴を0.05mlとする）。

 A. 5 ml
 B. 15 ml
 C. 20 ml
 D. 30 ml

63. ひとみさんが使用した種子を煎じた液を目につけると視界がはっきりするとされ
利用されてきた植物から得られるクラリセージ精油の主な抽出部位を1つ選びなさい。

 A. 花
 B. 果実
 C. 根
 D. 樹脂

64 〜 66. 以下の文章を読み、それぞれの問いに答えなさい。

> あけみさんは最近、スキンケアに手作りの化粧品を取り入れています。今は、夏の季節で肌がべたべたするので、クレイパックを作製しました。容器に芳香蒸留水を入れ、クレイを加えて水分が浸透するまでおきます。10分ほど経過したら、植物油に溶かした精油を加えよく混ぜて完成です。早速顔全体に塗り、そのあとぬるま湯で洗い流しました。さっぱりとした気分になり、肌もなんだかいきいきとしているようです。

64. あけみさんがどのような効果を期待してクレイを選んだと考えられますか。
あてはまらないものを1つ選びなさい。

    A. 皮脂を落とす効果
    B. 食欲を促進させる効果
    C. 皮膚の汚れを落とす効果
    D. 収れん効果

65. クレイパックを使用する際、あけみさんは次のようにしました。
この中で、適切なものを1つ選びなさい。

    A. 翌日以降も使用したかったため、数回分作製し保存した。
    B. 肌がべたべたしていたので、クレイパックを顔に塗り数時間放置し、洗い流した。
    C. 皮膚に刺激を感じたが、そのまま洗い流さずに使用し続けた。
    D. 目や口の周りを避け、肌が隠れる程度の厚さで塗った。

66. 芳香蒸留水について誤ったものを1つ選びなさい。

    A. 水性の素材である。
    B. 水蒸気蒸留法によって精油と同時に得られる。
    C. 炭酸水素ナトリウムとも呼ばれる。
    D. 香り成分が含まれている。

67. 香りサンプル①の精油名を次の中から1つ選びなさい。

    A. ローズマリー
    B. クラリセージ
    C. レモン
    D. スイートオレンジ

68. 香りサンプル②の精油名を次の中から1つ選びなさい。

    A. ベルガモット
    B. スイートマージョラム
    C. ティートリー
    D. ジュニパーベリー

69. 香りサンプル③の精油名を次の中から１つ選びなさい。

    A. フランキンセンス
    B. レモングラス
    C. イランイラン
    D. ラベンダー

70. 香りサンプル④の精油名を次の中から１つ選びなさい。

    A. ローマンカモミール
    B. グレープフルーツ
    C. ゼラニウム
    D. ユーカリ

1級 練習問題 ②

解答 » P88

---

1. 別名セイヨウネズと呼ばれる以下の写真の原料植物から得られる精油を1つ選びなさい。

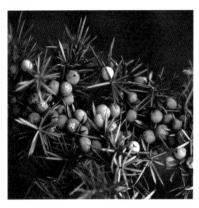

A. ジュニパーベリー
B. ジャーマンカモミール
C. サイプレス
D. ラベンダー

---

2. 学名はギリシャ語の「ミツバチ」に由来している植物から得られる
　メリッサ精油について正しいものを1つ選びなさい。

A. 原料植物はミカン科に属する。
B. 原料植物は『新約聖書』の中で、イエス・キリスト誕生の際に捧げられた。
C. 抽出部位は花である。
D. 水蒸気蒸留法により得られる。

---

3. 別名カミツレと呼ばれる植物から得られ、濃い青色をした精油を1つ選びなさい。

A. クラリセージ
B. ゼラニウム
C. レモングラス
D. ジャーマンカモミール

---

4. リンゴのようなフルーティな青い香りが特徴のローマンカモミール精油の
　原料植物の科名を1つ選びなさい。

A. モクセイ科
B. キク科
C. フウロソウ科
D. シソ科

5. 水蒸気蒸留法で得られ、中世ヨーロッパでは金と同等の価値があったといわれる
   植物から得られる精油を1つ選びなさい。

   A. ブラックペッパー
   B. スイートオレンジ
   C. ベンゾイン（レジノイド）
   D. ジャスミン（アブソリュート）

6. 低温で固まる性質をもつローズオットー精油の精油抽出法を1つ選びなさい。

   A. 超臨界流体抽出法
   B. 水蒸気蒸留法
   C. 油脂吸着法
   D. 圧搾法

7. 揮発しにくい性質から、香りを長くとどめるための保留剤として用いられる
   パチュリ精油の主な抽出部位を1つ選びなさい。

   A. 根
   B. 果皮
   C. 花
   D. 葉

8. 安息香ともいう精油を1つ選びなさい。

   A. サンダルウッド
   B. ミルラ
   C. フランキンセンス
   D. ベンゾイン（レジノイド）

9. 地中から水や養分を吸い上げる役割をもち、土のような香りのものが
   多いといわれている精油の主な抽出部位はどこか1つ選びなさい。

   A. 葉
   B. 果実
   C. 根
   D. 樹脂

10. 精油について誤ったものを1つ選びなさい。

   A. 精油の抽出部位は植物によってさまざまである。
   B. 水に精油を垂らすと表面に浮いて膜のように広がる。
   C. さまざまな芳香性をもつ成分から構成される。
   D. 脂肪酸とグリセリンからなる油脂である。

11. 植物が分泌する香り成分の抗真菌効果について正しいものを1つ選びなさい。

    A. 摂食されることを防ぐ効果
    B. カビの発生を防ぐ効果
    C. 他の植物の発芽や成長を抑える効果
    D. 昆虫などの生物を引き寄せる効果

12. 華やかで甘いフローラル調の香りが特徴のイランイラン精油の主な抽出部位を1つ選びなさい。

    A. 樹脂
    B. 葉
    C. 心材
    D. 花

13. カンラン科の植物から得られ、歯磨き剤などの
    香りづけとしても使われていた精油を1つ選びなさい。

    A. グレープフルーツ
    B. ミルラ
    C. サイプレス
    D. メリッサ

14. イタリアのネロラ公国の公妃にちなんで名前がつけられた精油を1つ選びなさい。

    A. ネロリ
    B. ティートリー
    C. メリッサ
    D. ローズマリー

15. バニラのような甘い香りがするベンゾイン（レジノイド）精油の主な抽出部位を1つ選びなさい。

    A. 心材
    B. 樹脂
    C. 根
    D. 果皮

16. 葉から得られ、ジンジャーとレモンの香りを混ぜたような
    力強い香りが特徴である精油を1つ選びなさい。

    A. レモングラス
    B. ローズオットー
    C. グレープフルーツ
    D. フランキンセンス

17. 「マリアのバラ」とも呼ばれる植物から得られる
    ローズマリー精油について正しいものを 1 つ選びなさい。

    A. 原料植物はヒノキ科に属する。
    B. 原料植物の学名は「コショウのような」という意味をもつ。
    C. 抽出部位は樹脂である。
    D. 水蒸気蒸留法により得られる。

18. 果実がブドウのように房状につくことが名前の由来ともいわれている
    ミカン科の植物から得られる精油を 1 つ選びなさい。

    A. グレープフルーツ
    B. ジュニパーベリー
    C. スイートマージョラム
    D. メリッサ

19. 皮膚の潤いを保ち、乾燥を防ぐ精油の作用として正しいものを 1 つ選びなさい。

    A. 保湿作用
    B. 強壮作用
    C. 収れん作用
    D. 鎮静作用

20. 古くから伝わる伝統的な手法で、牛脂や豚脂を使用する精油抽出法を 1 つ選びなさい。

    A. 油脂吸着法
    B. 圧搾法
    C. 超臨界流体抽出法
    D. 水蒸気蒸留法

21. 繊細な花の香りを得るのに適している揮発性有機溶剤抽出法で
    最終的に得られるものを 1 つ選びなさい。

    A. アブソリュート
    B. エタノール
    C. コンクリート
    D. 芳香蒸留水

22. 蝶などを誘って受粉を促す役割をもち、
    華やかな香りのものが多いといわれている精油の主な抽出部位を 1 つ選びなさい。

    A. 根
    B. 葉
    C. 花
    D. 樹脂

23. アロマテラピー利用法としてAEAJが芳香浴法のみをすすめている
   対象者として正しいものを１つ選びなさい。

   A. 健康な成人
   B. 既往歴のある方
   C. 高齢者
   D. ３歳未満の幼児

24. 果皮から得られ、精油成分にフロクマリン類が含まれているため
   光毒性に注意が必要な精油を１つ選びなさい。

   A. イランイラン
   B. ベルガモット
   C. ゼラニウム
   D. ネロリ

25. 精油の保管場所として適切なものを１つ選びなさい。

   A. 温度の高い場所で保管する。
   B. 紫外線を避けて保管する。
   C. 日当たりのいい場所で保管する。
   D. 湿度の高い場所で保管する。

26. 別名ダイダイと呼ばれる植物から得られるネロリ精油の原料植物の科名を１つ選びなさい。

   A. フウロソウ科
   B. バラ科
   C. キク科
   D. ミカン科

27. ややワックス感のあるかんきつの皮のような香りが特徴の
   レモン精油の精油抽出法を１つ選びなさい。

   A. 超臨界流体抽出法
   B. 油脂吸着法
   C. 圧搾法
   D. 揮発性有機溶剤抽出法

28. ギリシャの愛の女神アフロディテから与えられたといわれている
   温かみのある香りをもつ精油を１つ選びなさい。

   A. イランイラン
   B. スイートマージョラム
   C. ローズオットー
   D. ジャスミン（アブソリュート）

29. 古くからスパイスとして使われてきたブラックペッパー精油の原料植物の科名を 1 つ選びなさい。

    A. エゴノキ科
    B. コショウ科
    C. カンラン科
    D. フトモモ科

30. 別名オニサルビアと呼ばれる植物から得られるクラリセージ精油の精油抽出法を 1 つ選びなさい。

    A. 超臨界流体抽出法
    B. 油脂吸着法
    C. 圧搾法
    D. 水蒸気蒸留法

31. 落ち着きのあるウッディ調の香りが特徴のベチバー精油について正しいものを 1 つ選びなさい。

    A. オリバナムともいう。
    B. 水蒸気蒸留法により得られる。
    C. 抽出部位は心材である。
    D. 原料植物はシソ科に属する。

32. 別名アマダイダイと呼ばれる植物の果皮から得られる精油を 1 つ選びなさい。

    A. レモングラス
    B. スイートオレンジ
    C. フランキンセンス
    D. ティートリー

33. ビャクダン科の植物から得られ、
香料として多くの高級フレグランスに配合されている精油を 1 つ選びなさい。

    A. ゼラニウム
    B. グレープフルーツ
    C. サンダルウッド
    D. ミルラ

34. スキンローションを作製する際に保湿成分として使用される
水性の素材を 1 つ選びなさい。

    A. クレイ
    B. グリセリン
    C. シアーバター
    D. エタノール

35. 沐浴法について正しいものを1つ選びなさい。

    A. 精油の滴数は香りの強さで調節しない。
    B. スパイス系精油は使用滴数を多めにする。
    C. 精油の皮膚への刺激の強さにより滴数を調節する。
    D. 長時間行うほど身体にかかる負担は少ない。

36. 精油成分を含んだ蒸気をあてることにより、肌に潤いを与え、
    血流を促す効果が期待できるアロマテラピーの利用法を1つ選びなさい。

    A. ハンドトリートメント
    B. フェイシャルスチーム
    C. 冷湿布法
    D. アロマスプレー

37. 花から得られ、古くからスキンケアに使われてきた精油を1つ選びなさい。

    A. ローズマリー
    B. ラベンダー
    C. ベルガモット
    D. ジュニパーベリー

38. 別名マヨラナと呼ばれるスイートマージョラム精油の原料植物の科名を1つ選びなさい。

    A. イネ科
    B. キク科
    C. シソ科
    D. フトモモ科

39. 古くから洋酒のジンの香りづけに用いられてきたことで有名な植物から得られる
    ジュニパーベリー精油の精油抽出法を1つ選びなさい。

    A. 水蒸気蒸留法
    B. 超臨界流体抽出法
    C. 油脂吸着法
    D. 圧搾法

40. 種子を煎じた液を目につけると視界がはっきりするとされ、
利用されてきた植物から得られる精油を1つ選びなさい。

  A. クラリセージ
  B. スイートオレンジ
  C. ベチバー
  D. ジャーマンカモミール

41. ミカン科の植物から得られ、香料として
フレグランスや化粧品に配合されている精油を1つ選びなさい。

  A. ペパーミント
  B. ブラックペッパー
  C. ベチバー
  D. ベルガモット

42. 原料植物の名称がフィリピンの言葉で「花の中の花」を意味する精油を1つ選びなさい。

  A. スイートオレンジ
  B. ローズマリー
  C. イランイラン
  D. ラベンダー

43. 別名オオバナソケイと呼ばれるジャスミン（アブソリュート）精油の
原料植物の科名を1つ選びなさい。

  A. バンレイシ科
  B. モクセイ科
  C. カンラン科
  D. バラ科

44. 日本の気候に合い、育てやすいハーブのひとつである植物から得られる
レモングラス精油の精油抽出法を1つ選びなさい。

  A. 超臨界流体抽出法
  B. 水蒸気蒸留法
  C. 油脂吸着法
  D. 圧搾法

45. 別名ホソイトスギと呼ばれる植物の葉から得られる精油を1つ選びなさい。

  A. ローズオットー
  B. ベルガモット
  C. サイプレス
  D. フランキンセンス

46. 皮膚刺激に注意が必要なティートリー精油の原料植物の科名を1つ選びなさい。

    A. シソ科
    B. バンレイシ科
    C. フトモモ科
    D. ヒノキ科

47. 別名カスカスガヤと呼ばれる以下の写真の原料植物から得られる精油を1つ選びなさい。

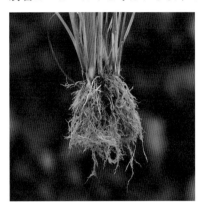

    A. ネロリ
    B. ペパーミント
    C. スイートオレンジ
    D. ベチバー

48. トリートメントオイルやクリームを作る際に用いられる
植物油に分類されるものを1つ選びなさい。

    A. スイートアーモンド油
    B. エタノール
    C. グリセリン
    D. クレイ

49. 精油3滴を加えて濃度約0.5％のトリートメントオイルを作るために
必要な植物油の量を1つ選びなさい（精油1滴を0.05㎖とする）。

    A. 20㎖
    B. 30㎖
    C. 40㎖
    D. 50㎖

50. 温湿布法について正しいものを1つ選びなさい。

    A. 顔に精油成分を含んだ蒸気をあてる方法である。
    B. トリートメントオイルを使って肌をやさしくさする方法である。
    C. 温めたタオルなどを身体の一部にあてる方法である。
    D. 皮膚に刺激を感じてもそのまま続ける。

51. 手作りのクレイパックについて、誤ったものを1つ選びなさい。

    A. クレイパックは毛穴の汚れを落とす。
    B. 芳香蒸留水で好みの硬さに調整する。
    C. 完全に乾ききってから洗い流す。
    D. 保存しての使用はせず1回で使い切る。

52. 香りが嗅覚器から脳へ伝わる経路について、以下の文章のカッコにあてはまる語句として
正しいものを1つ選びなさい。

におい物質は、嗅覚受容体をもつ嗅繊毛で受容され、嗅細胞で（　　　　）に変換されたのち、
嗅皮質から脳の各部位へ送られる。

    A. 電気信号
    B. 海馬
    C. 扁桃体
    D. 視床下部

53. においの伝達経路について、以下の文章のカッコにあてはまる語句として
正しいものを1つ選びなさい。

嗅球からの刺激は、嗅皮質から扁桃体、扁桃体から（　　　　）に伝わるルートと、
嗅皮質から前頭葉、海馬に伝わるルートがある。

    A. 小脳
    B. 嗅毛
    C. 嗅上皮
    D. 視床下部

54. 女性ホルモンについて正しいものを1つ選びなさい。

    A. エストロゲンには血中コレステロールの増加を促進する働きがある。
    B. エストロゲンには骨を丈夫に保つ働きがある。
    C. エストロゲンの分泌量は50代でピークとなる。
    D. エストロゲンの分泌量は10歳を過ぎたころから低下する。

55. ガレノスと深く関連するものを1つ選びなさい。

    A. 『マテリア・メディカ』
    B. 『植物誌』
    C. ガレノス製剤
    D. 植物学の祖

56. 香料や香水を表す言葉で、ラテン語の「煙を通して」という意味の言葉に由来するものとして正しいものを1つ選びなさい。

    A. Perfume
    B. Thermae
    C. Aromatherapie
    D. Eau de cologne

57. 「オーデコロン」という言葉の由来となった芳香水の名称を1つ選びなさい。

    A. ケルンの水
    B. グラース
    C. ハンガリアン・ウォーター
    D. 香油

58. フランスの軍医であり、『AROMATHERAPIE（植物＝芳香療法）』を著した人物名を1つ選びなさい。

    A. ルネ・モーリス・ガットフォセ
    B. マルグリット・モーリー
    C. ジャン・バルネ
    D. ジョン・パーキンソン

59. 以下の文章に関わりの深い法律を1つ選びなさい。

    精油を販売、説明する際は、医薬品、医薬部外品、化粧品と誤解させないようにする。

    A. 医師法
    B. 医薬品、医療機器等の品質、有効性及び安全性の確保等に関する法律（医薬品医療機器等法）
    C. 消防法
    D. 獣医師法

60. 消費者が製造物の欠陥により損害が生じたことを明らかにした場合、その製造業者や輸入業者に対して、損害賠償を求めることができるようにした法律を1つ選びなさい。

    A. 製造物責任法（PL法）
    B. 医薬品、医療機器等の品質、有効性及び安全性の確保等に関する法律（医薬品医療機器等法）
    C. 医師法
    D. 消防法

61 ～ 63.　　以下の文章を読み、それぞれの問いに答えなさい。

> ゆうたさんは、最近ストレスがたまっているということを友人に話したところ、アロマテラ
> ピーをすすめられました。「なぜアロマテラピーがいいのだろう？」と興味をもち、精油が
> 心身に伝わるしくみを調べてみることにしました。ゆうたさんは調べた内容を以下の通りま
> とめました。
> "香りの情報は、（　　　　）や（　　　　）の一部である視床下部などに伝わります。好きな香
> りを楽しむことは、情動に関与する（　　　）に伝わり「心地よい」という感情を引き起こ
> します。心地よい香りの情報が視床下部に伝わると、視床下部はホメオスタシスの維持に関
> わる自律神経系などの調整を行い、心身のバランスを整えることにつながります。"

61.　上記の（　　　　）にあてはまる語句を1つ選びなさい（カッコの中は同じ語句が入る）。

A.　大脳辺縁系
B.　小脳
C.　前頭葉
D.　嗅上皮

62.　ゆうたさんは、精油が心身に伝わるしくみをふまえ、精油を購入しようと考えました。
精油の選び方として適切な方法を1つ選びなさい。

A.　合成香料と記載があったが、ラベンダーの香りのものを選んだ。
B.　苦手な香りだが、気持ちを落ち着かせるときによいとすすめられたため、
　　無理してベルガモット精油を選んだ。
C.　日ごろからなじみがあり、好きな香りでもあるスイートオレンジの精油を専門店で選んだ。
D.　精油の香りを試すために、いろいろな精油の原液を鼻の下の皮膚に直接塗布した。

63.　ゆうたさんは最終的にサンダルウッド精油を購入しました。お香として瞑想や宗教儀式に
用いられてきたサンダルウッド精油の主な抽出部位を1つ選びなさい。

A. 樹脂
B. 根
C. 葉
D. 心材

64 〜 66.　以下の文章を読み、それぞれの問いに答えなさい。

> ゆうこさんは、先日初めてアロマテラピートリートメントを体験しました。とても気持ちが
> よく、リラックスでき、日ごろのストレスからも解放されたような気がしました。自分も将
> 来アロマセラピストになりたいと思い勉強を始めました。
> 今日は、アロマテラピーに関わる法律について調べています。

64.　アロマセラピストとして行うと法律に抵触するおそれのある行為を 1 つ選びなさい。

    A．友人の腰痛の治療を目的に精油を用いた温湿布を作り、腰にあてること。
    B．夫にリラックスしてもらうため、ボディトリートメントをすること。
    C．息子の風邪の予防を期待して、精油をブレンドして芳香浴法を行うこと。
    D．花粉症で寝不足の友人に、リフレッシュしてもらうため精油をブレンドしてプレゼントすること。

65.　64.で選んだ抵触行為は以下のどの法律に触れるのでしょうか。
　　あてはまる法律を 1 つ選びなさい。

    A．獣医師法
    B．消防法
    C．医師法
    D．景品表示法（不当景品類及び不当表示防止法）

66.　ゆうこさんは、アロマテラピートリートメントでローマンカモミール精油を
　　使用してもらいました。別名ローマカミツレと呼ばれる植物から得られる
　　ローマンカモミール精油の主な抽出部位を 1 つ選びなさい。

    A．葉
    B．果実
    C．果皮
    D．花

67. 香りサンプル①の精油名を次の中から1つ選びなさい。

    A. クラリセージ
    B. ゼラニウム
    C. フランキンセンス
    D. ペパーミント

68. 香りサンプル②の精油名を次の中から1つ選びなさい。

    A. ベルガモット
    B. ローズマリー
    C. レモングラス
    D. ローマンカモミール

69. 香りサンプル③の精油名を次の中から1つ選びなさい。

    A. ティートリー
    B. ジュニパーベリー
    C. グレープフルーツ
    D. ラベンダー

70. 香りサンプル④の精油名を次の中から1つ選びなさい。

    A. イランイラン
    B. ユーカリ
    C. レモン
    D. スイートマージョラム

1級 練習問題 ③

解答 » P90

1. 以下の写真の原料植物から得られ、ミルキーな甘さのあるウッディ調の香りが
   特徴である精油を1つ選びなさい。

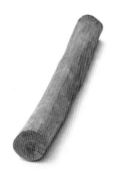

   A. ローズ（アブソリュート）
   B. サンダルウッド
   C. ジュニパーベリー
   D. ローマンカモミール

2. 別名オオバナソケイと呼ばれる植物から得られる
   ジャスミン（アブソリュート）精油の主な抽出部位を1つ選びなさい。

   A. 樹脂
   B. 葉
   C. 心材
   D. 花

3. イネ科の植物から得られ、ジンジャーとレモンの香りを混ぜたような
   力強い香りが特徴である精油を1つ選びなさい。

   A. ラベンダー
   B. ネロリ
   C. フランキンセンス
   D. レモングラス

4. ハーブティーとしても広く愛好されている花から得られる
   ジャーマンカモミール精油について正しいものを1つ選びなさい。

   A. 光毒性がある。
   B. 原料植物はシソ科に属する。
   C. 揮発性有機溶剤抽出法により得られる。
   D. 色は濃い青色をしている。

   ─────

5. 別名ダイダイと呼ばれる植物の花から得られる精油を1つ選びなさい。

   A. レモン
   B. サンダルウッド
   C. パチュリ
   D. ネロリ

   ─────

6. ジャワ島などでは根が織物として扇や敷物に用いられる
   イネ科の植物から得られる精油を1つ選びなさい。

   A. ユーカリ
   B. ジュニパーベリー
   C. ベチバー
   D. ミルラ

   ─────

7. 別名マンネンロウと呼ばれるローズマリー精油の原料植物の科名を1つ選びなさい。

   A. フトモモ科
   B. シソ科
   C. ヒノキ科
   D. バンレイシ科

   ─────

8. 精油はそれぞれ作用をもっており、心身に働きかけているが、神経系の働きを鎮め、
   心と身体の働きをリラックスさせる作用として正しいものを1つ選びなさい。

   A. 殺菌作用
   B. 虫よけ作用
   C. 抗真菌作用
   D. 鎮静作用

   ─────

9. 精油の選び方について適切でないものを1つ選びなさい。

   A. 心地よいと感じる香りを選ぶ。
   B. 精油の製品情報を確認して購入する。
   C. 遮光性のない無色透明のガラス容器に入ったものを選ぶ。
   D. いろいろな香りを試してみる。

10. 精油について正しいものを1つ選びなさい。

    A. 水に溶けやすい。
    B. 植物全体に均一に含まれる。
    C. 同じ種類の植物であれば精油の構成成分も同じである。
    D. 植物の二次代謝産物である。

11. 香り成分により、昆虫などの生物を引き寄せることを誘引効果というが、
    誘引効果は植物にとってはどのような役割があるか1つ選びなさい。

    A. 昆虫などに摂食されることを防ぐ。
    B. 植物自体の成長を促す。
    C. 受粉のため、種子を遠くに運ぶ。
    D. カビや細菌の発生・繁殖を防ぐ。

12. 「ケルンの水」の主要原料だったといわれている
    ベルガモット精油の原料植物の科名を1つ選びなさい。

    A. イネ科
    B. ヒノキ科
    C. キク科
    D. ミカン科

13. 別名マヨラナと呼ばれる植物から得られる
    スイートマージョラム精油の主な抽出部位を1つ選びなさい。

    A. 花
    B. 葉
    C. 根
    D. 心材

14. 圧搾法で得られ、甘酸っぱくさわやかな香りが特徴である精油を1つ選びなさい。

    A. イランイラン
    B. グレープフルーツ
    C. ローマンカモミール
    D. メリッサ

15. さわやかでフローラル感のある香りが特徴のラベンダー精油の主な抽出部位を1つ選びなさい。

    A. 果皮
    B. 花
    C. 根
    D. 心材

16. 別名ローマカミツレと呼ばれるキク科の植物から得られる精油を1つ選びなさい。

    A. サイプレス
    B. ベンゾイン（レジノイド）
    C. ローマンカモミール
    D. レモングラス

17. 香料として多くの高級フレグランスに配合されている
    サンダルウッド精油について正しいものを1つ選びなさい。

    A. 水蒸気蒸留法により得られる。
    B. 原料植物は『新約聖書』の中で、イエス・キリスト誕生の際に捧げられた。
    C. 抽出部位は樹脂である。
    D. 原料植物はヒノキ科に属する。

18. 樹脂から得られ、バニラのような甘い香りがする精油を1つ選びなさい。

    A. ジュニパーベリー
    B. ベンゾイン（レジノイド）
    C. ローズマリー
    D. ブラックペッパー

19. 光合成によって植物に必要な栄養を作り出し、すっきりした香りのものが
    多いといわれている精油の主な抽出部位はどこか1つ選びなさい。

    A. 葉
    B. 根
    C. 花
    D. 樹脂

20. 近年開発された技術で、二酸化炭素を溶剤に用いるため
    植物そのものに近い香りを得られる精油抽出法を1つ選びなさい。

    A. 圧搾法
    B. 油脂吸着法
    C. 水蒸気蒸留法
    D. 超臨界流体抽出法

21. 保留剤としても使用され、
    揮発性有機溶剤抽出法で樹脂などから最終的に取り出したものを1つ選びなさい。

    A. レジノイド
    B. エタノール
    C. コンクリート
    D. ワックス

22. 精油の使い方について適切でないものを 1 つ選びなさい。

    A．子どもやペットの手の届かないところに保管する。
    B．精油の原液は希釈して皮膚に使用する。
    C．うがいに使用する。
    D．目に入らないよう注意する。

23. アロマテラピーの利用方法としてAEAJが
    すすめていないものを 1 つ選びなさい。

    A．高齢者が精油を基準の半分以下の量で使用する。
    B．既往歴のある方が精油を基準の半分以下の量で使用する。
    C．5 歳児に成人と同じ精油の量を使用する。
    D．妊娠時に芳香浴法を楽しむときは体調を考慮する。

24. 果皮から得られ、精油成分にフロクマリン類が含まれているため
    光毒性に注意が必要な精油を 1 つ選びなさい。

    A．グレープフルーツ
    B．ミルラ
    C．ラベンダー
    D．レモングラス

25. 食品、医薬品、化粧品などさまざまな用途に使用されている
    ペパーミント精油について正しいものを 1 つ選びなさい。

    A．原料植物は「マリアのバラ」と呼ばれている。
    B．水蒸気蒸留法により得られる。
    C．原料植物はイネ科に属する。
    D．抽出部位は花である。

26. 別名レモンバームと呼ばれる植物の葉から得られる精油を 1 つ選びなさい。

    A．ローマンカモミール
    B．ベンゾイン（レジノイド）
    C．ベチバー
    D．メリッサ

27. 別名オニサルビアと呼ばれるクラリセージ精油の原料植物の科名を 1 つ選びなさい。

    A．モクセイ科
    B．イネ科
    C．シソ科
    D．カンラン科

28. 「天高く昇る聖木」として、寺院や墓地などに植えられている植物から
得られる精油を1つ選びなさい。

    A. ローズマリー

    B. ローマンカモミール

    C. サイプレス

    D. ブラックペッパー

29. 肌を保護する作用やエイジングケア効果があるとして、
古くからスキンケアに用いられてきたミルラ精油の精油抽出法を1つ選びなさい。

    A. 水蒸気蒸留法

    B. 圧搾法

    C. 超臨界流体抽出法

    D. 油脂吸着法

30. コショウ科の植物から得られ、血行をよくする作用があるといわれている精油を1つ選びなさい。

    A. ベンゾイン（レジノイド）

    B. ブラックペッパー

    C. ローズマリー

    D. スイートマージョラム

31. 揮発性有機溶剤抽出法で得られ、香水などによく用いられる精油を1つ選びなさい。

    A. ジャーマンカモミール

    B. ジャスミン（アブソリュート）

    C. ブラックペッパー

    D. ティートリー

32. アボリジニの伝統的な治療薬として古くから利用されてきた植物から
得られるティートリー精油の精油抽出法を1つ選びなさい。

    A. 超臨界流体抽出法

    B. 油脂吸着法

    C. 水蒸気蒸留法

    D. 圧搾法

33. 別名ビターオレンジと呼ばれる以下の写真の原料植物から得られる精油を1つ選びなさい。

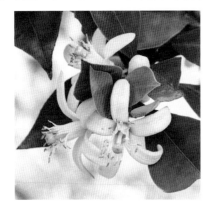

A. ネロリ
B. レモン
C. ゼラニウム
D. ミルラ

34. シソ科の植物から得られ、
古くから身体を温める作用があるといわれている精油を1つ選びなさい。

A. スイートオレンジ
B. スイートマージョラム
C. ブラックペッパー
D. ジャーマンカモミール

35. 水性の素材に分類されるものを1つ選びなさい。

A. 芳香蒸留水
B. スイートアーモンド油
C. ミツロウ
D. クレイ

36. 保湿効果が高いホホバ油について誤ったものを1つ選びなさい。

A. 種子から得られる。
B. 植物ロウ（植物性ワックス）である。
C. 低温で固まる性質をもつ。
D. 青い色をしている。

37. 収れん作用、抗炎症作用を期待できることから、スキンケア商品に配合される
パチュリ精油について正しいものを1つ選びなさい。

A. 原料植物はイネ科に属する。
B. 抽出部位は根である。
C. 水蒸気蒸留法により得られる。
D. レジノイドと呼ばれる。

38. 香料として多くの化粧品やフレグランスに使われている
イランイラン精油の原料植物の科名を1つ選びなさい。

    A. ミカン科
    B. バンレイシ科
    C. フウロソウ科
    D. シソ科

39. 没薬ともいう精油を1つ選びなさい。

    A. ジャスミン（アブソリュート）
    B. ミルラ
    C. ローズマリー
    D. サイプレス

40. 水蒸気蒸留法で得られ、古くから発汗作用や浄化作用があるとされている精油を1つ選びなさい。

    A. ジャスミン（アブソリュート）
    B. ベンゾイン（レジノイド）
    C. ジュニパーベリー
    D. ローズ（アブソリュート）

41. 紅茶のアールグレイの香りづけに使用される
香料として有名な植物から得られる精油を1つ選びなさい。

    A. サンダルウッド
    B. レモングラス
    C. ベルガモット
    D. スイートマージョラム

42. フウロソウ科の植物から得られ、ややローズ調のグリーン感のある
フローラルな香りが特徴である精油を1つ選びなさい。

    A. メリッサ
    B. ティートリー
    C. ペパーミント
    D. ゼラニウム

43. 葉から得られ、清涼感のある香りをもつ精油を1つ選びなさい。

    A. クラリセージ
    B. スイートオレンジ
    C. ユーカリ
    D. ローマンカモミール

44. 森をイメージさせる香りが特徴のサイプレス精油の原料植物の科名を 1 つ選びなさい。

    A. ヒノキ科
    B. モクセイ科
    C. フトモモ科
    D. イネ科

45. 花から得られ、華やかで甘いフローラル調の香りが特徴である精油を 1 つ選びなさい。

    A. ベチバー
    B. ティートリー
    C. イランイラン
    D. ペパーミント

46. 別名ロサ・ケンティフォリアと呼ばれる植物から得られる
    ローズ（アブソリュート）精油の精油抽出法を 1 つ選びなさい。

    A. 超臨界流体抽出法
    B. 揮発性有機溶剤抽出法
    C. 油脂吸着法
    D. 圧搾法

47. インド原産の多年草で、高さ1.5m ほどに成長する
    以下の写真の原料植物から得られる精油を 1 つ選びなさい。

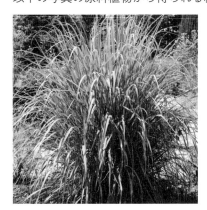

    A. クラリセージ
    B. パチュリ
    C. レモングラス
    D. ユーカリ

48. アカテツ科の植物の実から得られる油脂で、現地では古くからやけどや筋肉痛の治療などに
    使用されてきた、保湿クリームなどに使われる素材を 1 つ選びなさい。

    A. シアーバター
    B. 天然塩
    C. クレイ
    D. ミツロウ

49. ビタミンEを多く含み抗酸化作用が高く、
モロッコ南西部に生息する植物の種子から得られる希少な植物油を1つ選びなさい。

A. ホホバ油
B. スイートアーモンド油
C. マカデミアナッツ油
D. アルガン油

50. 鼻づまりや喉の不調をやわらげたいときの
アロマテラピーの利用法として最も適切なものを1つ選びなさい。

A. 吸入法
B. 足浴法
C. 湿布法
D. ハンドトリートメント

51. 30mℓの植物油に精油を加えて濃度約1％のトリートメントオイルを作るために必要な
精油の滴数を1つ選びなさい（精油1滴を0.05mℓとする）。

A. 6滴
B. 9滴
C. 12滴
D. 15滴

52. 香りが嗅覚器から脳へ伝わる経路について、以下の文章のカッコにあてはまる語句として
正しいものを1つ選びなさい（カッコ内には同一の語句が入る）。

心地よい香りの情報は、大脳辺縁系の一部である（　　　）に伝わる。（　　　）は、
ホメオスタシスの働きに大きく関わっている。

A. 視床下部
B. 嗅上皮
C. 小脳
D. 皮膚

53. においの伝達経路のひとつで、大脳辺縁系の領域にあり、嗅皮質からここにつながるルートでは、
記憶の情報が引き出されるといわれる部位を1つ選びなさい。

A. 嗅球
B. 扁桃体
C. 海馬
D. 前頭葉

54. 以下の文章のカッコにあてはまる語句の組み合わせで正しいものを1つ選びなさい。

女性ホルモンのうち、（　①　）は骨を丈夫に保つ、血中コレステロールの増加を
抑制するなどの働きがあり、（　②　）は妊娠するために欠かせないホルモンである。
また、（　①　）の分泌は（　③　）代でピークになる。

A.　①エストロゲン　　　②プロゲステロン　　　③20〜30
B.　①プロゲステロン　　②エストロゲン　　　　③40〜50
C.　①プロゲステロン　　②エストロゲン　　　　③20〜30
D.　①エストロゲン　　　②プロゲステロン　　　③40〜50

55. 以下の文章のカッコにあてはまる語句として正しいものを1つ選びなさい。

健康な状態では、自律神経系・内分泌系・免疫系がうまく関わり合いながら
（　　　　　）を維持しているが、過剰なストレスがかかると維持が困難になる。

A.　アロマテラピー
B.　ストレス
C.　ホメオスタシス
D.　リラックス

56. 日本における香りの記述のある最も古い文献として正しいものを1つ選びなさい。

A.　『植物誌』
B.　『日本書紀』
C.　『本草書』
D.　『医学典範』

57. 『マテリア・メディカ』と並んで有名な中国の薬草学書として正しいものを1つ選びなさい。

A.　『神農本草経』
B.　『博物誌』
C.　『医学典範』
D.　『植物誌』

58. 植物の学名において「二名法」という分類体系の基本を提案した人物名を1つ選びなさい。

A.　カール・フォン・リンネ
B.　ヒルデガルト
C.　ニコラス・カルペパー
D.　テオフラストス

59. 『Le capital 'Jeunesse'（最も大切なもの…若さ）』を著した人物名を1つ選びなさい。

A. ルネ・モーリス・ガットフォセ
B. マルグリット・モーリー
C. ジャン・バルネ
D. 鳥居 鎮夫

---

60. 事業者が実際のものよりも高品質であるかのようにみせたり、過剰にお得に見える価格を
表示するなどの行為を制限・禁止する法律を1つ選びなさい。

A. 消防法
B. 製造物責任法（PL法）
C. 医薬品、医療機器等の品質、有効性及び安全性の確保等に関する法律（医薬品医療機器等法）
D. 景品表示法（不当景品類及び不当表示防止法）

61〜63. 以下の文章を読み、それぞれの問いに答えなさい。

> みどりさんはAEAJ認定アロマテラピーアドバイザーです。日ごろから自宅で家族のために、
> アロマテラピーを取り入れています。今日は中学時代の同窓会に参加する予定です。同窓会
> で会う同級生たちのために、スイートオレンジ精油を入れたアロマハンドクリームをプレゼ
> ントすることにしました。同級生の中には、小さな子どもがいる人や、アロマテラピーに詳
> しくない人など、いろいろな人がいます。プレゼントをするときには、使用方法、注意事項
> をしっかりと伝えます。

61. みどりさんは、アロマテラピー検定の公式テキストを参考に、ソフトタイプのハンドクリームを
作製しようと思っています。次のうち、ソフトタイプを作製できる素材の比率を1つ選びなさい。

A. ハードタイプよりもミツロウを多めにし、植物油を少なめにする。
B. ハードタイプよりミツロウを少なめにし、植物油を多めにする。
C. ミツロウのみを使用する。
D. 植物油のみを使用する。

---

62. みどりさんは同級生にプレゼントをするとき、次のように説明をしました。
この中で適切なものを1つ選びなさい。

A. 手作りの化粧品は行政の許可なく、自由に販売できると説明した。
B. 2歳の子どもの身体にもクリームを使用できると説明した。
C. 手作りの化粧品は早めに使い切るように説明した。
D. アロマテラピーアドバイザー資格は、治療目的のマッサージができる資格だと説明した。

63. みどりさんが使用した、オレンジ・ポマンダーの原料として知られる植物から
得られるスイートオレンジ精油の主な抽出部位を1つ選びなさい。

    A．根
    B．樹脂
    C．果皮
    D．花

---

64 〜 66.   以下の文章を読み、それぞれの問いに答えなさい。

> なおみさんは最近朝の目覚めが悪く悩んでいます。夜中に何度か目が覚めてしまうこともあり、深い眠りにつけていないように感じています。良質な睡眠を得るためにアロマテラピーを活用することにし、最近本を読んで知ったリードディフューザーを作製しました。お気に入りのジャーマンカモミールの精油を使用し、寝室に置くとほのかに香りがして睡眠をサポートしてくれそうです。

64. なおみさんは、良質な睡眠を得るため、次のようにしました。適切なものを1つ選びなさい。

    A．室内環境は睡眠の質には影響はないと考え、強い光の中で就寝した。
    B．交感神経が過剰な状態が続くと、よりよい睡眠に結びつくと考え、
       寝る直前まで脳や身体を活発に活動させるように心がけた。
    C．良質な睡眠に入浴は有効であると考え、入浴する習慣を取り入れた。
    D．生活の乱れは睡眠の質に影響しないと考え、生活の改善は行わなかった。

---

65. 良質な睡眠を得るためのアロマテラピー利用法として、適切でないものを1つ選びなさい。

    A．芳香拡散器を使用して、寝室で芳香浴法を行う。
    B．就寝する際、精油を垂らしたコットンを枕元に置く。
    C．就寝する際、皮膚に直接精油の原液を塗る。
    D．就寝前、精油を用いた手浴法を行う。

---

66. 甘くフルーティでリンゴのような香りをもつ植物から得られる
ジャーマンカモミール精油について正しいものを1つ選びなさい。

    A．原料植物はシソ科に属する。
    B．水蒸気蒸留法により得られる。
    C．抽出部位は葉である。
    D．低温で固まる性質をもつ。

67. 香りサンプル①の精油名を次の中から1つ選びなさい。

    A. スイートオレンジ
    B. レモングラス
    C. イランイラン
    D. スイートマージョラム

68. 香りサンプル②の精油名を次の中から1つ選びなさい。

    A. レモン
    B. ゼラニウム
    C. ローマンカモミール
    D. ベルガモット

69. 香りサンプル③の精油名を次の中から1つ選びなさい。

    A. ジュニパーベリー
    B. ユーカリ
    C. グレープフルーツ
    D. ラベンダー

70. 香りサンプル④の精油名を次の中から1つ選びなさい。

    A. クラリセージ
    B. フランキンセンス
    C. ペパーミント
    D. ローズマリー

解答　2級 練習問題 ①

1.　**B**　■■ 精油のプロフィール参照
2.　**C**　■■ 精油のプロフィール参照
3.　**C**　ローズオットー精油はダマスクローズと呼ばれる原料植物から水蒸気蒸留法で得られる。レモン精油は圧搾法、ティートリー精油は水蒸気蒸留法で得られる。■■ 精油のプロフィール参照
4.　**B**　フランキンセンス精油はカンラン科で樹脂から得られる。■■ 精油のプロフィール参照
5.　**A**　ペパーミント精油は葉、ラベンダー精油は花、フランキンセンス精油は樹脂から得られる。■■ 精油のプロフィール参照
6.　**B**　ローズマリー精油、ゼラニウム精油、ローズオットー精油は水蒸気蒸留法で得られる。■■ 精油のプロフィール参照
7.　**D**　■■ 精油のプロフィール参照
8.　**C**　■■ Chapter 1 参照
9.　**C**　精油は水に溶けにくい。■■ Chapter2参照
10.　**C**　■■ Chapter2参照
11.　**D**　Aは抗菌作用、Bは消化促進作用、Cは鎮痛作用。■■ Chapter2参照
12.　**A**　■■ 精油のプロフィール参照
13.　**B**　ティートリー精油はフトモモ科、ペパーミント精油、ラベンダー精油はシソ科。■■ 精油のプロフィール参照
14.　**A**　ゼラニウム精油はフウロソウ科で葉から得られる。Bはペパーミント精油。■■ 精油のプロフィール参照
15.　**B**　■■ 精油のプロフィール参照
16.　**D**　レモン精油、スイートオレンジ精油は果皮、ローズ（アブソリュート）精油は花から得られる。■■ 精油のプロフィール参照
17.　**C**　ローズオットー精油はバラ科、ゼラニウム精油はフウロソウ科、ラベンダー精油はシソ科。■■ 精油のプロフィール参照
18.　**C**　■■ 精油のプロフィール参照
19.　**C**　スイートオレンジ精油はミカン科で果皮から得られる。■■ 精油のプロフィール参照
20.　**D**　Aは保湿作用、Bは鎮静作用、Cは抗ウイルス作用。■■ Chapter2参照
21.　**C**　A、Dは圧搾法、Bは超臨界流体抽出法。■■ Chapter2参照
22.　**A**　精油を滴下する際は、ビンは振らずにゆっくり傾ける。■■ Chapter2参照
23.　**C**　AEAJでは、精油を飲むことやうがいに使用することをすすめていない。■■ Chapter3参照
24.　**A**　■■ Chapter3、精油のプロフィール参照
25.　**B**　プラスチック製のものは、精油によって材質が変化することがある。■■ Chapter3参照
26.　**A**　高温多湿を避けて冷暗所に保管する。■■ Chapter4参照
27.　**B**　スイートアーモンド油は植物油、ミツロウは動物ロウ、クレイは粘土。■■ Chapter4参照
28.　**D**　■■ Chapter4参照
29.　**B**　■■ Chapter4参照
30.　**A**　■■ Chapter4参照
31.　**D**　スイートオレンジ精油はミカン科、ティートリー精油はフトモモ科、ゼラニウム精油はフウロソウ科。■■ 精油のプロフィール参照
32.　**B**　■■ 精油のプロフィール参照
33.　**C**　■■ 精油のプロフィール参照
34.　**B**　■■ 精油のプロフィール参照
35.　**B**　■■ 精油のプロフィール参照

36. **B** ローズオットー精油は花、スイートオレンジ精油は果皮、ティートリー精油は葉から得られる。
　　　■■ 精油のプロフィール参照
37. **C** ローズ（アブソリュート）精油は花、レモン精油、スイートオレンジ精油は果皮から得られる。
　　　■■ 精油のプロフィール参照
38. **D** ローズオットー精油はバラ科。■■ 精油のプロフィール参照
39. **D** ローズ（アブソリュート）精油はバラ科、ティートリー精油はフトモモ科、ペパーミント精油
　　　はシソ科。■■ 精油のプロフィール参照
40. **A** ■■ 精油のプロフィール参照
41. **B** かんきつ系やスパイス系の精油は皮膚刺激を感じることがあるため使用滴数を少なめにする。
　　　精油の香りや強さにより、滴数を調節する。熱い湯をつぎ足す際にはいったん洗面器から足を
　　　出し、やけどに注意する。■■ Chapter4参照
42. **D** 精油の種類によって粘膜に刺激を与えるものがあるため、目は閉じて行う。■■ Chapter4参照
43. **A** ＜精油の量＞20㎖×0.005（0.5%）＝0.1㎖　＜精油の滴数＞0.1㎖÷0.05㎖（1滴）＝2滴。
　　　■■ Chapter4参照
44. **C** ■■ Chapter4参照
45. **D** ＜精油の量＞8滴×0.05㎖（1滴）＝0.4㎖　＜植物油の量＞0.4㎖÷0.01（1%）＝40㎖。
　　　■■ Chapter4参照
46. **C** Aは芳香蒸留水、Bは重曹。■■ Chapter4参照
47. **A** ■■ Chapter4参照
48. **A** 精油の原液は、皮膚に塗布したり、飲用しない。また、引火性があるため火気のそばでは使用
　　　しない。■■ Chapter3、4参照
49. **B** 精油を皮膚に使用する場合は、光毒性に注意する。■■ Chapter3、4参照
50. **D** ■■ 精油のプロフィール参照
51. **A** みゆきさんは手足が冷えているため、発汗や血行を促すことを期待できる天然塩を選んだ。■■
　　　Chapter4参照
52. **C** 全身浴で使う精油の滴数は1～5滴程度。精油は水に溶けにくい。また、長時間の沐浴は身
　　　体に負担がかかる場合がある。■■ Chapter4参照
53. **A** ■■ 精油のプロフィール参照
54. -
55. -

1. **C** ■■ 精油のプロフィール参照
2. **B** ■■ 精油のプロフィール参照
3. **A** フランキンセンス精油はカンラン科、ラベンダー精油はシソ科、スイートオレンジ精油はミカン科。■■ 精油のプロフィール参照
4. **D** ゼラニウム精油はフウロソウ科で葉から得られる。■■ 精油のプロフィール参照
5. **C** ■■ 精油のプロフィール参照
6. **C** スイートオレンジ精油、レモン精油は果皮、ローズ（アブソリュート）精油は花から得られる。■■ 精油のプロフィール参照
7. **D** ■■ Chapter2参照
8. **B** 精油は植物の二次代謝産物である。■■ Chapter2参照
9. **C** ■■ Chapter2参照
10. **A** ■■ Chapter2参照
11. **A** ■■ 精油のプロフィール参照
12. **D** ティートリー精油はフトモモ科で葉から得られる。■■ 精油のプロフィール参照
13. **A** ティートリー精油、ラベンダー精油、ペパーミント精油は水蒸気蒸留法で得られる。■■ 精油のプロフィール参照
14. **B** ラベンダー精油、ローズ（アブソリュート）精油は花、レモン精油は果皮から得られる。■■ 精油のプロフィール参照
15. **B** ■■ 精油のプロフィール参照
16. **C** レモン精油、スイートオレンジ精油は果皮、ペパーミント精油は葉から得られる。■■ 精油のプロフィール参照
17. **D** ■■ 精油のプロフィール参照
18. **B** ■■ Chapter2参照
19. **A** Bは鎮痛作用、Cはホルモン調整作用、Dは利尿作用。■■ Chapter2参照
20. **D** ■■ Chapter2、4参照
21. **A** ■■ Chapter2参照
22. **C** 苦手な香りはかえって逆効果になることもある。■■ Chapter2参照
23. **C** ■■ Chapter3参照
24. **A** ■■ Chapter3参照
25. **C** ■■ 精油のプロフィール参照
26. **A** Aは芳香蒸留水。■■ Chapter4参照
27. **B** ■■ Chapter4参照
28. **C** ■■ Chapter3、精油のプロフィール参照
29. **B** ユーカリ精油はフトモモ科、スイートオレンジ精油はミカン科、フランキンセンス精油はカンラン科。■■ 精油のプロフィール参照
30. **A** ■■ 精油のプロフィール参照
31. **D** ローズマリー精油はシソ科で葉から得られる。■■ 精油のプロフィール参照
32. **B** ■■ 精油のプロフィール参照
33. **B** ゼラニウム精油はフウロソウ科、ユーカリ精油はフトモモ科、レモン精油はミカン科。■■ 精油のプロフィール参照
34. **D** ■■ 精油のプロフィール参照
35. **C** ■■ 精油のプロフィール参照

36. **B** ▮▮ 精油のプロフィール参照
37. **D** ▮▮ 精油のプロフィール参照
38. **A** ▮▮ Chapter4参照
39. **D** かんきつ系やスパイス系の精油は皮膚刺激を感じることがあるため、使用滴数を少なめにする。
▮▮ Chapter4参照
40. **D** ▮▮ Chapter4参照
41. **B** ▮▮ Chapter4参照
42. **D** 使い終わった用具は中性洗剤でよく洗い、乾燥させて保管する。▮▮ Chapter4参照
43. **D** 水道水も使用できる。▮▮ Chapter4参照
44. **D** ＜精油の量＞6滴×0.05㎖（1滴）＝0.3㎖　＜植物油の量＞0.3㎖÷0.01（1％）＝30㎖。
▮▮ Chapter4参照
45. **D** ＜精油の量＞50㎖×0.005（0.5％）＝0.25㎖　＜精油の滴数＞0.25㎖÷0.05㎖（1滴）
＝5滴。▮▮ Chapter4参照
46. **C** ▮▮ Chapter4参照
47. **A** ホホバ油はホホバの種子から得られ、低温で固まる。▮▮ Chapter4参照
48. **B** 精油の種類によって粘膜に刺激を与えるものがあるため目は閉じて行う。吸入法で使用したマグカップはよく洗ってから別の用途で使用する。吸入法で使う精油の滴数は1～3滴程度。▮▮ Chapter4参照
49. **D** 精油の原液は皮膚に塗布しない。▮▮ Chapter3、4参照
50. **C** ペパーミント精油はシソ科で葉から得られる。▮▮ 精油のプロフィール参照
51. **D** 肩こりが気になるときは温湿布が効果的とされている。刺激を感じたら使用を中止する。▮▮ Chapter4参照
52. **A** アロマトリートメントは肌をさすることで血液やリンパ液の流れをよくし、余分な水分や老廃物を排出することが期待できる。▮▮ Chapter4参照
53. **C** ▮▮ 精油のプロフィール参照
54. －
55. －

1.　**A**　■■ 精油のプロフィール参照
2.　**B**　ローズマリー精油はシソ科、ユーカリ精油はフトモモ科、スイートオレンジ精油はミカン科。■■ 精油の
プロフィール参照
3.　**A**　■■ 精油のプロフィール参照
4.　**C**　■■ 精油のプロフィール参照
5.　**C**　■■ 精油のプロフィール参照
6.　**A**　レモン精油はミカン科で果皮から得られる。Dはティートリー精油。■■ 精油のプロフィール参照
7.　**A**　■■ Chapter2参照
8.　**A**　■■ Chapter2参照
9.　**B**　■■ Chapter2参照
10.　**D**　ローズマリー精油、ラベンダー精油、ペパーミント精油はシソ科。■■ 精油のプロフィール参照
11.　**A**　スイートオレンジ精油、レモン精油は果皮から、フランキンセンス精油は樹脂から得られる。■■ 精油の
プロフィール参照
12.　**D**　ローズ（アブソリュート）精油は花から得られる。Cはラベンダー精油。■■ 精油のプロフィール参照
13.　**A**　ペパーミント精油、ローズマリー精油はシソ科、ゼラニウム精油はフウロソウ科。■■ 精油のプロフィール
参照
14.　**B**　■■ 精油のプロフィール参照
15.　**C**　■■ 精油のプロフィール参照
16.　**C**　■■ 精油のプロフィール参照
17.　**D**　■■ Chapter2参照
18.　**D**　■■ Chapter2参照
19.　**B**　■■ Chapter2参照
20.　**B**　原液は直接皮膚につけず、希釈して使用する。■■ Chapter3参照
21.　**B**　■■ Chapter3参照
22.　**C**　■■ Chapter3、精油のプロフィール参照
23.　**A**　■■ Chapter4参照
24.　**B**　■■ Chapter4参照
25.　**A**　■■ Chapter2、4参照
26.　**C**　■■ Chapter4参照
27.　**A**　アルガン油はアルガンツリーの種子から得られる。■■ Chapter4参照
28.　**D**　蒸気を用いる吸入法は、咳の出るときは行わない。■■ Chapter4参照
29.　**A**　■■ Chapter4参照
30.　**B**　ゼラニウム精油、ティートリー精油、ユーカリ精油は葉から得られる。■■ 精油のプロフィール参照
31.　**C**　ユーカリ精油はフトモモ科で葉から得られる。Aはローズマリー精油。■■ 精油のプロフィール参照
32.　**B**　■■ 精油のプロフィール参照
33.　**D**　■■ 精油のプロフィール参照
34.　**D**　ローズマリー精油はシソ科で葉から得られる。■■ 精油のプロフィール参照
35.　**B**　レモン精油、スイートオレンジ精油は果皮から、フランキンセンス精油は樹脂から得られる。■■ 精油の
プロフィール参照
36.　**D**　■■ 精油のプロフィール参照
37.　**B**　レモン精油はミカン科、フランキンセンス精油はカンラン科、ユーカリ精油はフトモモ科。■■ 精油の
プロフィール参照

38. **C** ▉ 精油のプロフィール参照

39. **A** ▉ 精油のプロフィール参照

40. **A** ▉ Chapter4参照

41. **B** 炭酸水素ナトリウムとも呼ばれるのは重曹。▉ Chapter4参照

42. **D** 長時間の沐浴は身体に負担がかかる場合がある。Cは足浴法。▉ Chapter4参照

43. **C** ＜精油の量＞4滴×0.05㎖（1滴）＝0.2㎖　＜植物油の量＞0.2㎖÷0.01（1％）＝20㎖ ▉ Chapter4参照

44. **C** ▉ Chapter4参照

45. **B** ＜精油の量＞30㎖×0.005（0.5％）＝0.15㎖　＜精油の滴数＞0.15㎖÷0.05㎖（1滴）＝3滴。▉ Chapter4参照

46. **B** ▉ Chapter4参照

47. **D** ▉ Chapter4参照

48. **B** アロマトリートメントは肌をさすることで血液やリンパ液の流れをよくし、余分な水分や老廃物を排出することが期待できる。▉ Chapter4参照

49. **D** ＜精油の量＞30㎖×0.01（1％）＝0.3㎖　＜精油の滴数＞0.3㎖÷0.05㎖（1滴）＝6滴。▉ Chapter4参照

50. **D** 皮膚トラブルが発生した場合は、使用を中止する。フタを閉め、直射日光の当たらない冷暗所で保管する。保存期間は水が含まれるものは1～2週間、植物油などが中心のトリートメントオイルやクリームなどは1カ月程度が目安。顔に使用する際は0.1～0.5％以下の濃度を目安とする。▉ Chapter3、4参照

51. **C** 精油は紫外線や熱、温度で成分変化するため、直射日光の当たらない冷暗所に保管する。精油は水に溶けにくいためエタノールによく混ぜてから水を加える。自分自身が作成したものでも成分変化は起き、保存期間は水が含まれるものは1～2週間、植物油などが中心のトリートメントオイルやクリームなどは1カ月程度が目安。▉ Chapter3、4参照

52. **C** 精油の原液は、皮膚に塗布したり、飲用しない。また、引火性があるため火気のそばでは使用しない。▉ Chapter3、4参照

53. **A** ▉ 精油のプロフィール参照

54. －

55. －

1. **A** ■■ 精油のプロフィール参照
2. **C** ローズ（アブソリュート）精油、ベンゾイン（レジノイド）精油、ジャスミン（アブソリュート）精油は揮発性有機溶剤抽出法で得られる。■■ 精油のプロフィール参照
3. **C** ローズオットー精油はバラ科、ゼラニウム精油はフウロソウ科、メリッサ精油はシソ科。■■ 精油のプロフィール参照
4. **B** ローズマリー精油、ラベンダー精油、スイートマージョラム精油は水蒸気蒸留法で得られる。■■ 精油のプロフィール参照
5. **C** ■■ 精油のプロフィール参照
6. **A** ローズオットー精油はバラ科で水蒸気蒸留法で得られる。■■ 精油のプロフィール参照
7. **C** ジュニパーベリー精油は球果、ブラックペッパー精油は果実、ジャーマンカモミール精油は花から得られる。■■ 精油のプロフィール参照
8. **B** ■■ 精油のプロフィール参照
9. **B** ■■ Chapter1参照
10. **A** ■■ Chapter2参照
11. **C** 精油は有機化合物で構成されており、水に溶けにくい。また、植物の二次代謝の過程で生成される。■■ Chapter2参照
12. **D** ■■ Chapter2参照
13. **C** ■■ 精油のプロフィール参照
14. **B** イランイラン精油はバンレイシ科、ユーカリ精油、ティートリー精油はフトモモ科。■■ 精油のプロフィール参照
15. **D** ジュニパーベリー精油は球果から水蒸気蒸留法で得られる。Aはローズマリー精油。■■ 精油のプロフィール参照
16. **D** ローズマリー精油は葉、サンダルウッド精油は心材、ベチバー精油は根から得られる。■■ 精油のプロフィール参照
17. **A** ■■ 精油のプロフィール参照
18. **C** フランキンセンス精油はカンラン科、サイプレス精油はヒノキ科、ジャスミン（アブソリュート）精油はモクセイ科。■■ 精油のプロフィール参照
19. **C** ブラックペッパー精油はコショウ科で果実から得られる。■■ 精油のプロフィール参照
20. **C** Aはホルモン調整作用、Bは消化促進・食欲増進作用、Dは抗菌作用。■■ Chapter2参照
21. **A** B、C、Dは、圧搾法の説明。■■ Chapter2参照
22. **C** ■■ Chapter3参照
23. **C** ■■ Chapter3、精油のプロフィール参照
24. **B** ■■ Chapter3、精油のプロフィール参照
25. **C** 高温多湿を避けて冷暗所に保管する。■■ Chapter3参照
26. **D** レモン精油、ネロリ精油はミカン科、ティートリー精油はフトモモ科。■■ 精油のプロフィール参照
27. **D** スイートマージョラム精油はシソ科で葉から得られる。Cはローズマリー精油。■■ 精油のプロフィール参照
28. **D** クラリセージ精油は花、ジュニパーベリー精油は球果、パチュリ精油は葉から得られる。■■ 精油のプロフィール参照
29. **D** ■■ 精油のプロフィール参照
30. **C** ■■ 精油のプロフィール参照
31. **C** スイートオレンジ精油は果皮、ベンゾイン（レジノイド）精油は樹脂、ゼラニウム精油は葉から得られる。■■ 精油のプロフィール参照
32. **A** ベルガモット精油はミカン科で果皮から得られる。■■ 精油のプロフィール参照

33. A ▮▮ 精油のプロフィール参照

34. B イランイラン精油、ローズ（アブソリュート）精油は花、サイプレス精油は葉から得られる。▮▮ 精油の
プロフィール参照

35. D ▮▮ 精油のプロフィール参照

36. C ベンゾイン（レジノイド）精油、ジャスミン（アブソリュート）精油は揮発性有機溶剤抽出法、ベルガ
モット精油は圧搾法で得られる。▮▮ 精油のプロフィール参照

37. C ▮▮ 精油のプロフィール参照

38. D ▮▮ 精油のプロフィール参照

39. C ▮▮ Chapter4参照

40. A ▮▮ Chapter4参照

41. C ▮▮ Chapter4参照

42. A ▮▮ 精油のプロフィール参照

43. A サンダルウッド精油はビャクダン科、サイプレス精油はヒノキ科、パチュリ精油はシソ科。▮▮ 精油のプ
ロフィール参照

44. C ▮▮ 精油のプロフィール参照

45. C ▮▮ 精油のプロフィール参照

46. A パチュリ精油は揮発しにくい性質があるため、香りを長くとどめる保留剤として用いられる。▮▮ 精油の
プロフィール参照

47. D レモン精油はミカン科で果皮から得られる。Cはローズマリー精油。▮▮ 精油のプロフィール参照

48. B ▮▮ 精油のプロフィール参照

49. A ▮▮ Chapter4参照

50. B Aは芳香浴法、Cはトリートメント法、Dは湿布法。▮▮ Chapter4参照

51. A ▮▮ Chapter5参照

52. C ▮▮ Chapter5参照

53. A ▮▮ Chapter6参照

54. A ▮▮ Chapter6参照

55. A ▮▮ Chapter7参照

56. A テオフラストスの著書には『植物誌』があり、植物学の祖といわれる。▮▮ Chapter7参照

57. B イブン・シーナーは医師で、著書に『医学典範』がある。▮▮ Chapter7参照

58. A ルネ・モーリス・ガットフォセは「アロマテラピー」という言葉の生みの親である。▮▮ Chapter7参照

59. C ▮▮ Chapter8参照

60. D ▮▮ Chapter8参照

61. D ダイエットによる栄養失調、出産数減少に伴う月経回数の増加、睡眠不足などの影響により、女性ホル
モンのバランスは乱れがちになる。▮▮ Chapter6参照

62. D ＜精油の量＞6滴×0.05㎖（1滴）＝0.3㎖　＜ホホバ油の量＞0.3㎖÷0.01（1％）＝30㎖。▮▮ Chap
ter4参照

63. A ▮▮ 精油のプロフィール参照

64. B ▮▮ Chapter4、6参照

65. D 1回で使い切るようにし、保存しての使用はしない。乾きすぎると洗い流すときに肌に負担がかかる。
また、皮膚に刺激を感じたら使用を中止する。▮▮ Chapter6参照

66. C 炭酸水素ナトリウムとも呼ばれるのは重曹。▮▮ Chapter4参照

67. −

68. −

69. −

70. −

1. **A** ■■ 精油のプロフィール参照
2. **D** メリッサ精油はシソ科で葉から得られる。■■ 精油のプロフィール参照
3. **D** ■■ 精油のプロフィール参照
4. **B** ■■ 精油のプロフィール参照
5. **A** スイートオレンジ精油は圧搾法、ベンゾイン（レジノイド）精油、ジャスミン（アブソリュート）精油は揮発性有機溶剤抽出法で得られる。■■ 精油のプロフィール参照
6. **B** ■■ 精油のプロフィール参照
7. **D** ■■ 精油のプロフィール参照
8. **D** ■■ 精油のプロフィール参照
9. **C** ■■ Chapter2参照
10. **D** ■■ Chapter2参照
11. **B** Aは忌避効果、Dは誘引効果。■■ Chapter2参照
12. **D** ■■ 精油のプロフィール参照
13. **B** グレープフルーツ精油はミカン科、サイプレス精油はヒノキ科、メリッサ精油はシソ科。■■ 精油のプロフィール参照
14. **A** ■■ 精油のプロフィール参照
15. **B** ■■ 精油のプロフィール参照
16. **A** ローズオットー精油は花、グレープフルーツ精油は果皮、フランキンセンス精油は樹脂から得られる。■■ 精油のプロフィール参照
17. **D** ローズマリー精油はシソ科で葉から得られる。Bはペパーミント精油。■■ 精油のプロフィール参照
18. **A** ジュニパーベリー精油はヒノキ科、スイートマージョラム精油、メリッサ精油はシソ科。■■ 精油のプロフィール参照
19. **A** ■■ Chapter2参照
20. **A** ■■ Chapter2参照
21. **A** ■■ Chapter2参照
22. **C** ■■ Chapter2参照
23. **D** ■■ Chapter3参照
24. **B** ■■ Chapter3、精油のプロフィール参照
25. **B** 高温多湿を避けて冷暗所に保管する。■■ Chapter3参照
26. **D** ■■ 精油のプロフィール参照
27. **C** ■■ 精油のプロフィール参照
28. **B** ■■ 精油のプロフィール参照
29. **B** ■■ 精油のプロフィール参照
30. **D** ■■ 精油のプロフィール参照
31. **B** ベチバー精油はイネ科で根から得られる。 Aはフランキンセンス精油。■■ 精油のプロフィール参照
32. **B** レモングラス精油、ティートリー精油は葉、フランキンセンス精油は樹脂から得られる。■■ 精油のプロフィール参照
33. **C** ゼラニウム精油はフウロソウ科、グレープフルーツ精油はミカン科、ミルラ精油はカンラン科。■■ 精油のプロフィール参照
34. **B** ■■ Chapter4参照
35. **C** 精油の香りや強さにより、滴数を調節する。かんきつ系やスパイス系の精油は皮膚刺激を感じることがあるため使用滴数を少なめにする。長時間の沐浴は身体に負担がかかる場合がある。■■ Chapter4参照

36. **B** ■ Chapter4参照
37. **B** ローズマリー精油は葉、ベルガモット精油は果皮、ジュニパーベリー精油は球果から得られる。■ 精油のプロフィール参照
38. **C** ■ 精油のプロフィール参照
39. **A** ■ 精油のプロフィール参照
40. **A** ■ 精油のプロフィール参照
41. **D** ペパーミント精油はシソ科、ブラックペッパー精油はコショウ科、ベチバー精油はイネ科。■ 精油のプロフィール参照
42. **C** ■ 精油のプロフィール参照
43. **B** ■ 精油のプロフィール参照
44. **B** ■ 精油のプロフィール参照
45. **C** ローズオットー精油は花、ベルガモット精油は果皮、フランキンセンス精油は樹脂から得られる。■ 精油のプロフィール参照
46. **C** ■ 精油のプロフィール参照
47. **D** ■ 精油のプロフィール参照
48. **A** ■ Chapter4参照
49. **B** ＜精油の量＞3滴×0.05㎖（1滴）＝0.15㎖　＜植物油の量＞0.15㎖÷0.005（0.5％）＝30㎖。■ Chapter4参照
50. **C** Aはフェイシャルスチーム、Bはトリートメント法。皮膚に刺激を感じたら使用を中止する。■ Chapter4参照
51. **C** 乾きすぎると洗い流すときに肌に負担がかかる。■ Chapter6参照
52. **A** ■ Chapter5参照
53. **D** ■ Chapter5参照
54. **B** エストロゲンは、血中コレステロールの増加を抑制し、分泌量は20～30代がピーク。■ Chapter6参照
55. **C** ガレノスは医学を確立し、コールドクリームなどの植物を用いた製剤処方はガレノス製剤と呼ばれる。■ Chapter7参照
56. **A** ■ Chapter7参照
57. **A** ■ Chapter7参照
58. **C** ジャン・バルネは精油から作った薬剤を治療に用いた。■ Chapter7参照
59. **B** ■ Chapter8参照
60. **A** ■ Chapter8参照
61. **A** ■ Chapter5参照
62. **C** 精油を購入するときは、天然精油であるかを確認する。苦手な香りはかえって逆効果になることもある。精油の原液は皮膚に塗布しない。■ Chapter2、3参照
63. **D** ■ 精油のプロフィール参照
64. **A** ■ Chapter8参照
65. **C** ■ Chapter8参照
66. **D** ■ 精油のプロフィール参照
67. －
68. －
69. －
70. －

1. **B** ■■ 精油のプロフィール参照
2. **D** ■■ 精油のプロフィール参照
3. **D** ラベンダー精油はシソ科、ネロリ精油はミカン科、フランキンセンス精油はカンラン科。■■ 精油のプロフィール参照
4. **D** ジャーマンカモミール精油はキク科で水蒸気蒸留法で得られる。■■ 精油のプロフィール参照
5. **D** レモン精油は果皮、サンダルウッド精油は心材、パチュリ精油は葉から得られる。■■ 精油のプロフィール参照
6. **C** ユーカリ精油はフトモモ科、ジュニパーベリー精油はヒノキ科、ミルラ精油はカンラン科。■■ 精油のプロフィール参照
7. **B** ■■ 精油のプロフィール参照
8. **D** ■■ Chapter2参照
9. **C** 精油は紫外線や熱、温度で成分変化するため、保管容器は遮光性のガラス容器が適している。■■ Chapter2参照
10. **D** 植物により精油の蓄えられる部位は異なる。また、同じ種類の植物でも、精油の構成成分が大きく異なることがある（ケモタイプ）。■■ Chapter2参照
11. **C** Aは忌避効果、Dは抗真菌・抗菌効果。■■ Chapter2参照
12. **D** ■■ 精油のプロフィール参照
13. **B** ■■ 精油のプロフィール参照
14. **B** イランイラン精油、ローマンカモミール精油、メリッサ精油は水蒸気蒸留法で得られる。■■ 精油のプロフィール参照
15. **B** ■■ 精油のプロフィール参照
16. **C** サイプレス精油はヒノキ科、ベンゾイン（レジノイド）精油はエゴノキ科、レモングラス精油はイネ科。■■ 精油のプロフィール参照
17. **A** サンダルウッド精油はビャクダン科で心材から得られる。■■ 精油のプロフィール参照
18. **B** ジュニパーベリー精油は球果、ローズマリー精油は葉、ブラックペッパー精油は果実から得られる。■■ 精油のプロフィール参照
19. **A** ■■ Chapter2参照
20. **D** ■■ Chapter2参照
21. **A** ■■ Chapter2参照
22. **C** AEAJでは、精油を飲むことやうがいに使用することをすすめていない。■■ Chapter3参照
23. **C** 3歳以上の子どもでも、精油は成人の10分の1の量から始める。■■ Chapter3参照
24. **A** ■■ Chapter3、精油のプロフィール参照
25. **B** ペパーミント精油はシソ科で葉から得られる。Aはローズマリー精油。■■ 精油のプロフィール参照
26. **D** ローマンカモミール精油は花、ベンゾイン（レジノイド）精油は樹脂、ベチバー精油は根から得られる。■■ 精油のプロフィール参照
27. **C** ■■ 精油のプロフィール参照
28. **C** ■■ 精油のプロフィール参照
29. **A** ■■ 精油のプロフィール参照
30. **B** ベンゾイン（レジノイド）精油はエゴノキ科、ローズマリー精油、スイートマージョラム精油はシソ科。■■ 精油のプロフィール参照
31. **B** ジャーマンカモミール精油、ブラックペッパー精油、ティートリー精油は水蒸気蒸留法で得られる。■■ 精油のプロフィール参照

32. C　▮▮ 精油のプロフィール参照

33. A　▮▮ 精油のプロフィール参照

34. B　スイートオレンジ精油はミカン科、ブラックペッパー精油はコショウ科、ジャーマンカモミール精油はキク科。▮▮ 精油のプロフィール参照

35. A　スイートアーモンド油は植物油、ミツロウは動物ロウ、クレイは粘土。▮▮ Chapter4参照

36. D　▮▮ Chapter4参照

37. C　パチュリ精油はシソ科で葉から得られる。▮▮ 精油のプロフィール参照

38. B　▮▮ 精油のプロフィール参照

39. B　▮▮ 精油のプロフィール参照

40. C　ジャスミン（アブソリュート）精油、ベンゾイン（レジノイド）精油、ローズ（アブソリュート）精油は揮発性有機溶剤抽出法で得られる。▮▮ 精油のプロフィール参照

41. C　▮▮ 精油のプロフィール参照

42. D　メリッサ精油、ペパーミント精油はシソ科、ティートリー精油はフトモモ科。▮▮ 精油のプロフィール参照

43. C　クラリセージ精油、ローマンカモミール精油は花、スイートオレンジ精油は果皮から得られる。▮▮ 精油のプロフィール参照

44. A　▮▮ 精油のプロフィール参照

45. C　ベチバー精油は根、ティートリー精油、ペパーミント精油は葉から得られる。▮▮ 精油のプロフィール参照

46. B　▮▮ 精油のプロフィール参照

47. C　▮▮ 精油のプロフィール参照

48. A　▮▮ Chapter4参照

49. D　▮▮ Chapter4参照

50. A　▮▮ Chapter4、6参照

51. A　＜精油の量＞30㎖×0.01（1％）＝0.3㎖　＜精油の滴数＞0.3㎖÷0.05㎖（1滴）＝6滴。▮▮ Chapter4参照

52. A　▮▮ Chapter5参照

53. C　▮▮ Chapter5参照

54. A　▮▮ Chapter6参照

55. C　▮▮ Chapter6参照

56. B　▮▮ Chapter7参照

57. A　▮▮ Chapter7参照

58. A　▮▮ Chapter7参照

59. B　マルグリット・モーリーの著書は英訳され、イギリスのアロマテラピー界に大きな影響を与えた。▮▮ Chapter7参照

60. D　▮▮ Chapter8参照

61. B　Aはハードタイプの作り方。▮▮ Chapter6参照

62. C　A：行政の許可が必要。B：3歳未満の幼児には芳香浴のみをすすめている。D：治療目的のマッサージは医師法、あん摩マツサージ指圧師、はり師、きゆう師等に関する法律に抵触する。▮▮ Chapter3、4、8参照

63. C　▮▮ 精油のプロフィール参照

64. C　室内環境は睡眠の質に影響する。交感神経と副交感神経のバランスが取れているのが理想。▮▮ Chapter6参照

65. C　▮▮ Chapter3、4、6参照

66. B　ジャーマンカモミール精油はキク科で花から得られる。▮▮ 精油のプロフィール参照

67. －

68. －

69. －

70. －

解答の際、コピーしてご利用ください。
※実際の試験はインターネット試験となります。試験時間や試験までの流れに
　ついてなど詳細につきましては、AEAJ公式サイトをご覧ください。

	A	B	C	D		A	B	C	D		A	B	C	D
Q.1	▯	▯	▯	▯	Q.24	▯	▯	▯	▯	Q.47	▯	▯	▯	▯
Q.2	▯	▯	▯	▯	Q.25	▯	▯	▯	▯	Q.48	▯	▯	▯	▯
Q.3	▯	▯	▯	▯	Q.26	▯	▯	▯	▯	Q.49	▯	▯	▯	▯
Q.4	▯	▯	▯	▯	Q.27	▯	▯	▯	▯	Q.50	▯	▯	▯	▯
Q.5	▯	▯	▯	▯	Q.28	▯	▯	▯	▯	Q.51	▯	▯	▯	▯
Q.6	▯	▯	▯	▯	Q.29	▯	▯	▯	▯	Q.52	▯	▯	▯	▯
Q.7	▯	▯	▯	▯	Q.30	▯	▯	▯	▯	Q.53	▯	▯	▯	▯
Q.8	▯	▯	▯	▯	Q.31	▯	▯	▯	▯	Q.54	▯	▯	▯	▯
Q.9	▯	▯	▯	▯	Q.32	▯	▯	▯	▯	Q.55	▯	▯	▯	▯
Q.10	▯	▯	▯	▯	Q.33	▯	▯	▯	▯					
Q.11	▯	▯	▯	▯	Q.34	▯	▯	▯	▯					
Q.12	▯	▯	▯	▯	Q.35	▯	▯	▯	▯					
Q.13	▯	▯	▯	▯	Q.36	▯	▯	▯	▯					
Q.14	▯	▯	▯	▯	Q.37	▯	▯	▯	▯					
Q.15	▯	▯	▯	▯	Q.38	▯	▯	▯	▯					
Q.16	▯	▯	▯	▯	Q.39	▯	▯	▯	▯					
Q.17	▯	▯	▯	▯	Q.40	▯	▯	▯	▯					
Q.18	▯	▯	▯	▯	Q.41	▯	▯	▯	▯					
Q.19	▯	▯	▯	▯	Q.42	▯	▯	▯	▯					
Q.20	▯	▯	▯	▯	Q.43	▯	▯	▯	▯					
Q.21	▯	▯	▯	▯	Q.44	▯	▯	▯	▯					
Q.22	▯	▯	▯	▯	Q.45	▯	▯	▯	▯					
Q.23	▯	▯	▯	▯	Q.46	▯	▯	▯	▯					

解答の際、コピーしてご利用ください。

※実際の試験はインターネット試験となります。試験時間や試験までの流れについてなど詳細につきましては、AEAJ公式サイトをご覧ください。

	A	B	C	D
Q.1				
Q.2				
Q.3				
Q.4				
Q.5				
Q.6				
Q.7				
Q.8				
Q.9				
Q.10				
Q.11				
Q.12				
Q.13				
Q.14				
Q.15				
Q.16				
Q.17				
Q.18				
Q.19				
Q.20				
Q.21				
Q.22				
Q.23				

	A	B	C	D
Q.24				
Q.25				
Q.26				
Q.27				
Q.28				
Q.29				
Q.30				
Q.31				
Q.32				
Q.33				
Q.34				
Q.35				
Q.36				
Q.37				
Q.38				
Q.39				
Q.40				
Q.41				
Q.42				
Q.43				
Q.44				
Q.45				
Q.46				

	A	B	C	D
Q.47				
Q.48				
Q.49				
Q.50				
Q.51				
Q.52				
Q.53				
Q.54				
Q.55				
Q.56				
Q.57				
Q.58				
Q.59				
Q.60				
Q.61				
Q.62				
Q.63				
Q.64				
Q.65				
Q.66				
Q.67				
Q.68				
Q.69				
Q.70				

アロマテラピー検定　試験概要

最新情報は公式サイトにてご確認ください。

検定の目的	アロマテラピーに関する正しい知識の普及・啓発およびその担い手となる人材の育成

試験の概要

実施日	5月・11月（年2回）
受験料	2級／6,600円（税込） 1級／6,600円（税込） 1級・2級併願／13,200円（税込）(同日受験)
受験資格	年齢、経験などの制限はなく、どなたでも受験可能。何級からでも受験可能。
試験方式	インターネット試験（選択解答式） ※ 最新情報はAEAJ公式サイトをご確認ください。

受験から結果通知までの流れ・スケジュール

	申し込み期間	→	受験方法の連絡・香りテスト資材の発送	→	試験日・結果発表	→	認定証発送
5月試験：	2月上旬〜3月上旬		4月中旬		5月中旬		6月上旬
11月試験：	8月上旬〜9月上旬		10月中旬		11月上旬		12月上旬

詳細・お申し込み

インターネット（クレジットカード、コンビニ支払いなど）

www.aromakankyo.or.jp ［アロマテラピー検定］ 検索

※ 「AEAJマイページ」への新規登録が必要となります。

試験の内容

内容	2級	1級
出題範囲	・香りテスト 　（香りを嗅いで答える問題） ・アロマテラピーの基本 ・きちんと知りたい、精油のこと ・アロマテラピーの安全性 ・アロマテラピーを実践する ・精油のプロフィール（対象11種類）	・香りテスト 　（香りを嗅いで答える問題） ・アロマテラピーの基本 ・きちんと知りたい、精油のこと ・アロマテラピーの安全性 ・アロマテラピーを実践する ・アロマテラピーのメカニズム ・アロマテラピーとビューティ＆ヘルスケア ・アロマテラピーの歴史をひもとく ・アロマテラピーに関係する法律 ・精油のプロフィール（対象30種類）
香りテストの 対象精油	・スイートオレンジ ・ゼラニウム ・ティートリー ・フランキンセンス ・ペパーミント ・ユーカリ ・ラベンダー ・レモン ・ローズマリー （9種）	・イランイラン ・クラリセージ ・グレープフルーツ ・ジュニパーベリー ・スイートオレンジ ・スイートマージョラム ・ゼラニウム ・ティートリー ・フランキンセンス ・ペパーミント ・ベルガモット ・ユーカリ ・ラベンダー ・レモン ・レモングラス ・ローズマリー ・ローマンカモミール （17種）
出題数	55問	70問
試験時間	30分	35分
合格基準	正答率80％	
合格率	およそ90％	
資格の有効期限	終身資格	

アロマテラピー検定に関するお問い合わせ 〉〉〉　AEAJアロマテラピー検定事務局
E-mail kentei@aromakankyo.or.jp

アロマテラピー検定
公式問題集

1級・2級　2020年6月改訂版

発行日　　　2019年1月25日　初版第1刷発行
　　　　　　2024年4月1日　2訂版第7刷発行

編集発行人　公益社団法人 日本アロマ環境協会
発行所　　　公益社団法人 日本アロマ環境協会
　　　　　　〒150-0001　東京都渋谷区神宮前六丁目34番24号
　　　　　　AEAJグリーンテラス
　　　　　　E-mail　kentei@aromakankyo.or.jp
©Aroma Environment Association of Japan, 2020. Printed in Japan

発売元　　　株式会社 世界文化社
　　　　　　〒102-8187　東京都千代田区九段北四丁目2番29号
　　　　　　電話　03-3262-5115（販売部）
印刷・製本　TOPPAN株式会社

ISBN 978-4-418-20406-9